PACIENTES QUE CURAM

JÚLIA ROCHA

PACIENTES QUE CURAM

O COTIDIANO DE UMA MÉDICA DO SUS

7ª edição

Rio de Janeiro | 2023

Copyright © Júlia Rocha, 2020

Idealização e produção: Amalia Tarallo
Organização: Marcio Gaspar

CIP-BRASIL. CATALOGAÇÃO NA PUBLICAÇÃO
SINDICATO NACIONAL DOS EDITORES DE LIVROS, RJ

R573p
7ª ed.

Rocha, Júlia
    Pacientes que curam : o cotidiano de uma médica do SUS / Júlia Rocha. – 7ª ed. – Rio de Janeiro : Civilização Brasileira, 2023.

    ISBN 978-65-580-2001-1

    1. Sistema Único de Saúde (Brasil). 2. Medicina da família – Brasil. 3. Famílias – Saúde e higiene. 4. Saúde pública – Brasil. I. Título.

20-67087

CDD: 362.10981
CDU: 614(81)

Meri Gleice Rodrigues de Souza – Bibliotecária – CRB-7/6439

Todos os direitos reservados. Proibida a reprodução, o armazenamento ou a transmissão de partes deste livro, através de quaisquer meios, sem prévia autorização por escrito.

Texto revisado segundo o novo Acordo Ortográfico da Língua Portuguesa.

Direitos desta edição adquiridos pela
EDITORA CIVILIZAÇÃO BRASILEIRA
Um selo da
EDITORA JOSÉ OLYMPIO LTDA.
Rua Argentina, 171 – Rio de Janeiro, RJ – 20921-380 – Tel.: (21) 2585-2000.

Impresso no Brasil.

Seja um leitor preferencial Record.
Cadastre-se no site www.record.com.br
e receba informações sobre nossos lançamentos e nossas promoções.

Atendimento e venda direta ao leitor:
sac@record.com.br

Para Átila e Gabriela.

*Para todos que vieram antes de nós
e nos permitiram chegar até aqui.*

Sumário

Prefácio … 11

1. Para que serve um médico de família? … 19
2. Meu salário … 23
3. "Vai, mãe. Pode ir" … 27
4. A dor da rua … 31
5. Responsabilizar-se … 35
6. Por um fio … 39
7. Emocional … 43
8. Um calmante, por favor … 45
9. Remendo: sobre remédios que revertem os danos de outros remédios que eu tomo nem sei por quê … 51
10. Dona Odete, sua trombose e sua amiga … 55
11. Velha assanhada … 59
12. Quantas mães desnaturadas você conhece? … 63
13. Remédio controlado(r) … 69
14. Fome … 73

15.	Quando o amor me guia	77
16.	Aquela que não queremos por perto	81
17.	Embate	85
18.	Estar ao lado	89
19.	Bomba-relógio	91
20.	Telefone	95
21.	"Doutora, eu quero tomar aquele antidepressivo, de novo"	97
22.	A miséria, os miseráveis e os canalhas	101
23.	Três maços por dia	103
24.	Ser mãe preta	107
25.	Teimoso	113
26.	A dor do outro	117
27.	Um dia frio	121
28.	Meu coração em pedaços	125
29.	Procura-se uma mãe	129
30.	À deriva	131
31.	Sua consulta, minha cura	133
32.	Quando o Estado aparece por aqui?	137
33.	O tsunami e o barquinho de papel	141
34.	O barquinho de papel vai mar adentro	145
35.	Sua vó!	149
36.	O lado doce da luta	151

37. Toda dor tem um começo — 155
38. Muito prazer, miséria — 159
39. Quarto de bebê — 163
40. O retorno: uma reflexão sobre o amor e sobre as pontes que construímos — 167
41. Sobre a cesta básica que pedi ontem — 173
42. Ligar os pontos — 175
43. "Doutora, é grave?" — 179
44. Na corda bamba — 183
45. Uma urgência da alma — 185
46. Dicas de saúde? — 189
47. Uma consulta. Uma flecha — 191
48. Dar o nome — 195
49. Prioridades — 199
50. O corpo feminino. O corpo violável — 201
51. Um passeio pelo meu corpo padrão. O meu padrão — 205
52. Sofrimento de mulher — 209
53. Meu reencontro — 217
54. Atestado para academia — 221
55. Era um bebê de 1 mês e 23 dias — 225
56. "É difícil dizer..." — 229
57. O primitivo em nós — 235
58. Doença de rico — 239

59. Procura-se um pai	243
60. "Será Alzheimer, doutora?"	249
61. Cativeiro	251
62. De graça	255
63. Direito adquirido	259
64. Radical	261
65. "Dá tchau pra doutora, filho!"	263
66. Não cuido	267
67. Para que serve ser médica?	269
68. Hora de enxergar	273
69. A obra	279
70. Mais um querendo atestado	281
71. Era uma vez um homem	285
72. O peso de uma vida	289
73. Um coração perdido. Um coração de avó	293
74. Cinquenta anos de atraso	297
Agradecimentos	301

Prefácio

Ainda estava vivo na memória o frescor daqueles primeiros dias na cidade. Era março de 2005, em Pouso Alegre, Minas Gerais. Meu pai, eu, meu irmão mais novo e toda a mudança, que não era muita coisa. Algumas malas de roupas e objetos, retratos da família, e só.

Seis anos passaram devagar. Eu tinha a impressão de que a faculdade de medicina era um tempo que não acabaria nunca. Até que acabou. Naquele dezembro não havia nenhuma tristeza, e ainda hoje não há sequer um pingo de saudade. Fiz muitos colegas, mas poucos amigos. Poucos e caros. Fábio, Carol e Lili. Tão preciosos e amados! Levo os três comigo para sempre.

Tenho saudade das pessoas e da cidade, apenas. Era sofrido estar distante da família. Havia também uma desconfortável e estranha sensação de não pertencimento. Não sei explicar. Era como se aquele não fosse um lugar para mim. Isso me acompanhou até o último dia de aula. Mentira. Até a colação de grau. Embora sonhasse com a medicina desde pequena, não era confortável estar lá. Não era natural. Não era fácil.

Sempre que me lembro dessa época me vem o cheiro daqueles tempos. O perfume das minhas amigas, o frio das manhãs do sul de Minas, o gosto das coisas. A medicina tem um cheiro. O tempo passa e nós vamos nos acostumando, até que paramos de sentir. Cheiro de hospital. As narinas que cheiram aquilo todo dia acabam acostumadas. As minhas já são incapazes de perceber. Talvez elas tenham se cansado.

Há outras partes do corpo que passam por esse processo de se acostumar. Os ouvidos vão se tornando cada vez mais tolerantes aos gritos de dor, ao choro das crianças, aos xingamentos. Os odores, outrora insuportáveis, vamos aprendendo a ignorar. Formol, urina, fezes, vômito, sangue. Cheiro de dor, de perda, de vazio. Hospital tem cheiro de vazio. Eu aprendi a sentir cheiros que ninguém sente. Cheiro de esperança, de medo, de tristeza. Às vezes, quase dá para pegar a dor do outro e moldar com a ponta dos dedos, até que caiba no frasco do remédio.

Dia após dia vamos sendo condicionados. Aos poucos nos enrijecemos e nos tornamos impenetráveis. Criamos cascas, armaduras, casulos, camadas por onde nada passa. É raro encontrar alguém que ainda se permita sentir alguma coisa no baile de formatura. Permitir afetar-se pelas histórias dos outros é arriscado. "Muito perigoso", dizem os que já passaram pelo portal. Acho que este livro é sobre isso. Sobre alguém que ousou e se permitiu sentir o cheiro da dor do outro e dela se compadeceu.

Naquele dezembro, minha vida voltou a ser a minha vida. Da noite para o dia eu era uma jovem médica sonhadora e recém-formada. Voltava a Belo Horizonte, minha cidade natal, onde estavam meus amores. A vida que eu amava viver era possível outra vez. A medicina sozinha nunca me bastou. Havia a música, a escrita, a leitura e o fogão a lenha da casa de minha mãe. Era ali que eu sabia ser feliz de verdade.

Eu me formei sem saber direito o que eu queria ser. Acho isso lindo. Coisa de artista. Meus amigos e muitos colegas já haviam decidido suas especialidades e se dedicavam a escolher em qual hospital fariam a residência. Eu, sempre atrasada, seguia me encantando por tudo e querendo ser tudo. Das angústias de final de curso, a maior era ter desejado ser pediatra, ginecologista, obstetra, ortopedista e mais um tanto de outras coisas a cada estágio vivido.

Havia também um sentimento constante e permanente de que eu não conseguiria ser nada. Não me sentia boa o suficiente. Trago isso ainda hoje. É uma sensação estranha de incapacidade que resiste. Hoje sei que não é exclusividade minha. Em outro momento falo disso. Por ora, eu diria que não houve um só dia, desde que me formei, em que eu concordasse com os elogios que recebo. Sempre esteve no ar que eu respirava a sensação de que eu era uma fraude. Ainda é assim. Talvez hoje um pouco menos.

Foi somente depois de formada que eu descobri a medicina de família e comunidade. Eu digo "descobrir" de me apaixonar. Desde que me formei, comecei a trabalhar no Sistema Único de Saúde, o SUS, em diferentes unidades de saúde de regiões periféricas. Costumo dizer que foi ali que eu aprendi a ser a médica que sou. A realidade que pude vivenciar nesses lugares era tão distante da minha que me fez repensar a vida. Dos posicionamentos políticos às certezas sobre mim. Foi inevitável.

Como médica vi as mais absolutas injustiças e precariedades. Durante as visitas domiciliares que fazia aos meus pacientes pude ver pessoas guardando a água de beber em baldes sem tampa, dormindo sobre panos e espumas sujos, dividindo a casa com insetos, ratos e cachorros doentes. Vi bebês rodeados de moscas e mães tão jovens quanto eu era quando sonhava ser médica.

As doenças que conheci nos livros se tornaram um bando de nomes desimportantes. O que matava meus pacientes era algo maior. Volta e meia, dividindo as minhas angústias com minha mãe, cabeça recostada em seu colo, chorando de tristeza ou de desencanto, dizia meio riso, meio choro: "Meus pacientes não leram os mesmos livros que eu."

Queria que fosse fácil como na faculdade. "Mulher de 30 anos queixa-se de dor pélvica. Pergunte isso, isso e aquilo. Se a resposta for sim, teste isso. Se a resposta for não, cheque isso, isso e aquilo. Peça tal exame. Prescreva tal medicamento." Fim! Nas avaliações e nas aulas, sempre dava certo.

Só depois que a mulher com a dor, a dona da dor, a dona da barriga, carregando sua história de vida ali dentro, começou a voltar todos os meses, descobri que maridos estupram esposas e que não há um só remédio que tire a dor de quem se sente violentada todas as noites. Não há quem a faça dormir, não há quem faça seu bebê parar de chorar. Não há.

PREFÁCIO

As recomendações, as diretrizes, as evidências científicas se tornam pouco relevantes quando o esgoto passa na porta da cozinha e as crianças brincam nuas e sujas de terra até os cabelos. A pobreza nos expõe a muitas coisas horríveis e quase paralisa nossos músculos da indignação. Miseráveis são invisíveis. Não falam nos telejornais, não têm perfil em redes sociais, não fazem passeatas pelo Centro da cidade. Alguns se debatem, brigam contra o afogamento quase inevitável. Outros aceitam e submergem, imóveis. "Aceitam" é modo de dizer. Eles se anestesiam e seguem.

Olhar as chagas abertas, contemplar a apatia de quem tudo já foi tirado foi um autorresgate. Precisava ser. Seguir sendo a mesma seria mais do que estranho. Seria muito difícil. Olhar no olho da dor do outro, sentir seu cheiro e dela não me compadecer parecia mais doído que tentar fazê-la minha também.

Lembro como eu era arrogante. Eu me lembro da minha arrogância com detalhes que hoje me envergonham. São memórias que me fazem pensar em como fui tão bem acolhida e aceita na primeira unidade de saúde onde trabalhei.

Em um dos primeiros dias de trabalho, uma senhora muito querida, que era zeladora da unidade, não encontrou a chave do portão do estacionamento e eu parei meu carro numa varanda. Um lugar onde as pessoas da comunidade costumavam ficar aguardando as consultas. Eu ocupei quase todo o espaço com um carro e achei que aquilo era razoável, porque, aos meus olhos, deixá-lo na rua era perigoso. E por um dia inteiro aquelas pessoas tiveram que se espremer no espaço que eu deixei para elas. Um dia eu me lembrei disso e anotei essa história em um caderno para que eu nunca mais esquecesse do que eu já fui capaz de fazer quando me considerava melhor do que aquelas pessoas.

Ainda bem que acordei rápido. Fui invadida a tempo pela humanidade que recebi dos meus pais e dos meus pacientes. Houve tempo de me encantar pelas histórias, de abraçar muito aquelas pessoas, de receber os presentes que colhiam em suas hortas, os queijos que eles próprios faziam. Houve tardes de encontros com a comunidade, café, batizado e casamento. Eles me salvaram.

Tenho plena consciência de que faço pouco ou quase nada que mude efetivamente a vida de quem eu cuido. Saúde vai além de médico, de hospital e de consultório. Saúde é bem-estar social, é trabalhar dignamente, ter transporte público confortável e acessível, ter segurança, ter escola boa para os filhos, ter sossego.

Saudável é quem não apanha da polícia ou vai preso injustamente. Saudável é quem tem mais do que a cachaça para se divertir. Saudável é quem sabe que vai se aposentar um dia. Saudável é quem vai à roda de samba, ao cinema, ao concerto ou ao teatro.

Contudo, há poesia e uma infinidade de beleza nesta lida que é cuidar. Ser médica de família e comunidade é um imenso presente da vida. É ter a honra de poder se encantar no cotidiano, com as lindezas singelas que nos chegam nas palavras e nos gestos das pessoas de quem cuidamos. É ver crescer a confiança nascida da constância,

PREFÁCIO

da presença, do passar dos dias, dos diagnósticos acertados seguidos de tratamentos que fazem melhorar.

Uma querida preceptora, com quem tive a alegria de aprender a ser médica durante a residência, gostava de falar: "Ninguém faz vínculo com médico que não resolve problema." O que ela queria dizer é que não bastava boa vontade e interesse sem técnica e conhecimento científico. Unir as duas coisas, feito malabarista sobre a corda bamba, que ainda roda pratos erguidos sobre cabos de madeira à medida que pedala seu monociclo sobre o vale, ao sabor da brisa. Essa era a missão confiada.

É uma relação de amor essa entre a pessoa e sua médica. Foram muitos homens e mulheres que me presentearam com suas histórias. A cada encontro eu me refazia como mulher, como ser político, como profissional. Foram trocas preciosas, de profunda humanidade. Durante esses dez anos, ouvi relatos que são retratos fiéis do que vive o povo brasileiro. Histórias de abandono e de sofrimento, mas também de desprendimento, de bem-querer, de amor. Essas pessoas das quais me coube cuidar são as verdadeiras donas dessas crônicas realistas de um Brasil que insiste em sobreviver.

1. Para que serve um médico de família?

Dona Flor não podia descer a escadaria. Se eu quisesse encontrá-la, deveria subir os incontáveis degraus que me levavam ao seu barraco. Já muito idosa, 87 anos, iletrada, pele preta de se ver o brilho do sol refletido, parecia uma bailarina. De tão magra e empinada, dava a impressão de que se levantaria e sairia dançando pela favela. Mas era só pose. Os joelhos doloridos deixavam até a cozinha distante. Morando sozinha no alto do morro, precisava de ajuda para tudo. Ainda bem que as quase nove décadas de vida lhe trouxeram o privilégio de ter seu nome lembrado por todos com carinho. A amizade dos vizinhos valia ouro. Era com eles que dona Flor contava para tudo. Das compras aos recados. Era bonito vê-la amparada por aquela rede consistente de respeito e solidariedade.

Cheguei lá no alto ofegante, pedindo água, e ela me recebeu sorrindo. Sorrindo, não. Rindo de mim:

"Na sua idade eu chegava aqui puxando o ar só pelo nariz."

"Ah, dona Flor, mas eu não fui passista, né? Me dê um desconto", falava enquanto me abanava com as folhas do prontuário.

"Ainda bem que dancei muito. Gastei naquela avenida o que o corpo tinha. Você trate de gastar também."

Ela sabia do que estava falando. Seus joelhos sentiram o peso de carregar uma escola de samba.

"Queria que a senhora descesse pra ver um médico de joelho. Um especialista."

"Ele não vem aqui feito você?"

"Vem não, dona Flor."

"E tu acha que vale descer pra ver esse homem?"

"Eu acho. Eu tenho fé que ele tem coisa pra fazer com o seu joelhinho."

E sorrimos.

A artrose não lhe levara o bom humor. Também era hipertensa, e o controle da pressão estava ruim. No mesmo encontro, Flor confidenciou que vinha tendo visões do filho falecido e de outro espírito que lhe pedia água. Aprendeu com a amiga a deixar um copo de água em cima da pia. Isso resolveu o problema com o espírito. Menos um remédio!

Depois da lavagem de ouvido que fizemos havia umas duas semanas, ela voltou a escutar. Estava completamente surda antes disso.

"Liguei até meu radinho outra vez, doutora. Ruim é voltar a escutar a falação do povo da rua."

Em dois meses de encontros quinzenais, conseguimos tirar os remédios de dormir da receita. Com isso, sumiu a tonteira. Dona Flor estava visivelmente melhor. Tinha mais ânimo, falava com mais energia, tinha mais alegria ao contar as novidades.

Sentada ao seu lado, no quintal de onde avistava o mar, o Cristo e um céu tão azul que doía, me lembrei do nosso primeiro encontro. Tenho orgulho da confiança de dona Flor. Sei que fiz tudo que eu podia para merecê-la. Consegui. Venci na vida. Vencemos.

2. Meu salário

Médicos de família costumam receber toneladas de gratidão todos os dias. É muito forte o vínculo que construímos com as pessoas de quem cuidamos. Há dias de desânimo, de medo, de fome, de dor, mas há dias doces, como os que encontro Rosalina.

Rosalina é uma mulher negra como a noite. Com seus sessenta e poucos anos e seus cabelos muito branquinhos e crespos, sobe e desce ladeira o dia inteirinho para cumprir sua jornada. Ela tem uma doçura inconfundível na voz e no jeito de dizer o que quer.

A primeira vez que nos vimos foi durante uma visita domiciliar que fiz aos seus vizinhos Isabela, que acabara de parir, e Ernesto, o companheiro. Os dois, pai e mãe de primeira viagem, jovens, inexperientes e desajeitados. Quando cheguei, Rosalina já estava lá, com sua sabedoria ancestral, ajudando o casal a cuidar de sua cria recém-nascida.

Depois da visita, eu e a enfermeira fomos saindo em direção ao beco, e Rosalina veio comigo até o portão:

"Doutora, você vai ser a médica da nossa equipe agora? Te achei tão atenciosa! Posso marcar uma consulta pra gente conversar?"

"Sim! Claro! Vai ser um prazer te ver lá", e nos despedimos com um sorriso.

Dito e feito. Uns quinze dias depois ela me procurou na unidade. Queixava-se de uma tosse que a acompanhava havia dois anos. Dois anos! Já tinha procurado atendimento aqui e acolá, mas não houve melhora.

Durante nosso encontro, Rosalina me falou do passado: "Nasci na roça e passei a vida toda em uma casa com fogão a lenha. Só saímos dessa casa há uns dez anos."

Foram cinquenta anos inalando aquela fumaça. O bastante para causar a ela danos pulmonares semelhantes aos causados pelo cigarro.

"Eu uso uma bombinha, doutora, mas não me ajuda em nada. Até trouxe ela. Tá aqui pra você ver."

"E como a senhora usa? Mostra pra mim."

Costumamos perguntar para verificar se o uso está sendo feito da forma correta. E não estava. É algo difícil de acertar.

"Deixa eu te mostrar um outro jeito de usar. Desse jeito, mais remédio vai chegar de verdade no pulmão."

Quando conseguiu usar o remédio do jeito certo, Rosalina até engasgou:

"Menina de Deus, foi tudo lá na minha garganta!" E sorriu. "Agora eu respirei esse pozinho, doutora! Ave-maria!"

Foi uma consulta longa. Combinamos que ela usaria duas bombinhas diferentes. Como não sabe ler, identificamos cada uma pela cor.

Uma semana se passou até que ela voltasse. Não havia vaga na agenda, mas ela fez questão de me esperar na porta do consultório. Já era quase seis da tarde. Desliguei o computador, peguei minhas coisas, apaguei a luz da sala e, quando saí, me assustei:

"Uai, não sabia que a senhora tava me esperando!"

"Não marquei consulta, não. Só vim te contar que parei de tossir. Melhorou tudo, doutora."

Dois anos tossindo. Que notícia doce! Já era tarde, fazia frio... Eu andava frágil, cansada da lida... Ela me fez chorar.

É o meu salário.

3. "Vai, mãe. Pode ir"

Era meu primeiro plantão em um novo trabalho. O pronto-socorro de um hospital que atende pacientes com câncer. A todo instante chegavam ali pessoas em diferentes estágios de tratamento. Havia os que ainda tinham esperança de resolução completa do seu quadro. Ansiavam por cura. Por vezes chegavam sentindo imenso mal-estar pela medicação usada ou buscando ajuda por conta de algum efeito colateral inusitado do tratamento.

Havia também aqueles que chegavam já em fase final de vida, sem perspectivas de cura, trazidos por seus familiares, literalmente em seu processo de morte. A experiência de contemplar uma vida que se esvai é profunda e transformadora. Fomos formados para intervir. Mas em momentos como esses, o verbo que urge é outro. Amparar.

Eu, na época católica, recém-casada, cortando cordões de dependência que me ligavam à minha família, na tentativa de melhorar e de amadurecer, recebi dona Ivone. Era uma manhã quente de uma quarta-feira de sol.

Ivone, 58 anos, uma mulher negra, magra como o quê, olhos fundos, desidratada. Pele e osso. Entrou consultório adentro sem chamado, carregada como uma criança pela filha mais velha. Outras duas mulheres estavam à espera na porta. Choravam sem que houvesse consolo.

"Doutora, ajuda. Ela tá morrendo."

"Deita ela aqui. Me conta rapidamente o que ela tem."

"Um câncer na barriga, espalhado pelo corpo. Inclusive na cabeça."

Era o que bastava dizer. Sem nomes indecifráveis de doenças, sem biópsia, sem exames complexos. Era fato. Aquelas moças estavam vivendo uma dolorosa despedida. Estavam perdendo sua mãe. Aquela mãe descansaria de um sofrimento intenso e longo. E depois que tudo estivesse terminado, quem de nós ousaria dizer o que viria?

Posicionamos sua cabeça, ofertamos oxigênio e iniciamos medicação para alívio da dor que aparentava sentir. Pedi uma maca para que a levassem a uma sala reservada.

"Não, doutora. Por favor. Ela já foi pra lá e detestou. Lá não podemos ficar com ela."

Olhei no fundo dos seus olhos e enxerguei a mim. Um espelho que me trouxe a resposta exata. Nem tudo que fazemos ou deixamos de fazer dentro de um hospital leva a nossa marca. Não há muitas licenças poéticas, mas decidi ouvir o que mandava a minha consciência. Entre levar uma advertência do chefe do plantão e privar as três filhas e a mãe daquela despedida, preferi fazer o que precisava ser feito.

"Tudo bem. Quer chamar suas irmãs?"

"Pode?"

"Claro."

Pedi que elas dessem espaço para que as enfermeiras me ajudassem, e assim elas fizeram. Eu segurava a máscara de oxigênio e observava a humanidade daquelas três mulheres negras que choravam a perda da mãe. Foi uma das experiências mais intensas que já vivi. As feições de desespero e dor da dona Ivone foram sendo substituídas por um olhar sereno.

"Mãe, obrigada por tudo que a senhora fez por nós a vida toda. Obrigada por ter nos criado sozinha. A senhora é a melhor mãe desse mundo."

"Mãe, nós três e os seus netos, seus sobrinhos e seus irmãos te amamos muito e te admiramos por tudo que você é."

A respiração de Ivone cada vez mais espaçada. O coração batendo lentamente. Dez minutos se passaram e todas as filhas choravam. Eu, tentando disfarçar a intensa emoção que me tomava, olhava para cima, pensava em outra coisa, mas era impossível não sentir.

"Mãe, vai sem medo. Ficaremos bem. Vamos cuidar da família linda que você construiu pra gente. Jesus está te esperando. A senhora vai se encontrar com ele. Confia. Pode ir."

A respiração parou. O coração também. A filha mais velha fechou os olhos e as irmãs se deram as mãos, unidas por dona Ivone.

Saí do consultório em direção ao banheiro. Meus pés e minhas mãos pareciam anestesiados. Tranquei a porta e chorei como quem acaba de perder a mãe. De algum modo, viver aquilo, daquela forma, e tendo conseguido proporcionar àquela família uma despedida digna, foi tão intenso e transformador que era impossível conter o choro.

Ainda precisava resolver as burocracias, mas antes precisava ligar para minha mãe: "Alô. Oi, mãe?! Sou eu. Tudo bem? Mãe, tô com saudade. Vou almoçar aí, pode? Tá bom. Quer que eu leve alguma coisa? Combinado. Até. Beijo."

Sentei. Chorei. Chorei. Chorei.

4. A dor da rua

Recebemos Amilton, um homem vivendo na rua. Sobrevivendo à rua há quase dez anos. Uma moradora de um prédio da região se sensibilizou com a situação degradante em que ele se encontrava e o levou até a nossa unidade.

A primeira a conhecê-lo foi Carol, nossa enfermeira. Ela me contou sobre como ele chegou. Estava cheio de feridas nos braços e nas pernas. Sua condição de higiene era tão precária que ela precisou usar uma máscara grossa para suportar o cheiro de urina, que se misturava a outros cheiros, enquanto o ajudava a tomar um banho.

Naquela tarde, enquanto Carol fazia a segunda sessão de limpeza e curativo das feridas, eu o conheci. Dessa vez, Amilton estava limpo e perfumado.

"Oi, seu Amilton, boa tarde. Meu nome é Júlia. Sou a médica do senhor. Como passou os últimos dias?"

"Um pouco melhor. Dei um tempo na bebida. E as feridas estão melhores."

"Fico feliz por isso. O senhor tem ideia do que pode estar causando esses machucados nas mãos e nos pés?"

"Deve ser o sol."

"O senhor bebe, não é mesmo?"

"Bebo. Desde criança."

"Essas feridas são causadas por falta de uma vitamina. E isso acontece por causa da bebida. A gente precisa repor essa vitamina. Senão, todo esse cuidado que a Carol está tendo com o senhor vai ser jogado no lixo."

"Eu parei com a cachaça já tem quatro dias."

Magro feito a fome, seu Amilton já tinha sinais de lesão neurológica causada pelo álcool. Por estar em situação de rua, coordenar seu cuidado seria ainda mais difícil. Saí da sala de curativos e fui conversar com a senhora que o ajudou a chegar até a nossa equipe.

"A situação social dele complica muito as coisas. Você sabe se ele tem família?

"Tem sim, doutora. Ele é um homem bom. Não mexe com ninguém e nunca caça confusão. Todo mundo gosta dele lá na rua. Ele foi jogador de futebol de um time grande aqui da cidade. Soube recentemente que há alguns anos um aproveitador pegou um bom dinheiro que ele havia recebido de uma indenização desse clube. Ele se desiludiu muito. Foi perdendo as coisas, se separou, saiu de casa e foi parar na rua."

Cuidar de Amilton naquelas condições seria muito mais difícil. Ele precisava comer, manter a higiene, tomar os remédios, se hidratar, descansar. Coisas impossíveis de serem feitas na rua.

"Seu Amilton, eu estava pensando que seria muito importante que o senhor voltasse pra casa da sua família.

A situação do senhor nesse momento inspira muitos cuidados. Horário com os remédios, alimentação, higiene. O que você acha disso? Acha que é possível?"

"Eu vou, eu vou. Eles gostam muito de mim, porque eu fui muito bom pra eles. Eu quero muito voltar, mas vou depois que eu melhorar. Não quero perder esse acompanhamento que consegui aqui", e olhou para Carol com ternura.

"Também acho a sua enfermeira maravilhosa, seu Amilton." E sorrimos. "Vai ser difícil você achar outra igual a ela, mas tão importante quanto os cuidados que ela está te oferecendo é o senhor estar protegido em casa, comendo bem, dormindo tranquilo, sem bebida alcoólica, tomando os remédios..."

"Doutora, eu moro na rua, mas lá onde eu durmo não tem perigo, não. Lá não chove nem venta. Só tem muito gato, né... Pelo menos não tem rato." E sorriu.

Alinhar percepções e expectativas é uma arte. O que era primordial para mim estava em quinto ou sexto lugar na sua lista de preocupações. Seguimos.

"E se a gente prometesse que nós vamos continuar cuidando do senhor até o senhor ficar bom, o senhor voltaria pra casa? O senhor poderia vir toda semana de lá do seu bairro. O que você acha?"

"Agora não posso, doutora. Não desse jeito em que estou."

Amilton queria voltar melhor do que quando foi morar na rua, mas melhorar nas condições precárias em que ele vivia era muito difícil. Porém, na urgência de resolver os problemas concretos, objetivos, quase me esqueci de que a escolha era dele. E talvez ele quisesse, sim, ficar mais forte, parar de beber, melhorar sua aparência, consertar os dentes, tomar as vitaminas e chegar lá como alguém "mais fácil de ser amado".

5. Responsabilizar-se

A forma como a sociedade se organiza e dita as regras que serão replicadas dentro dos relacionamentos e das famílias acaba por definir e colonizar nossa subjetividade. O que sentimos, como sentimos, por que sentimos, tudo está mergulhado nisso. Nossas atitudes, nossas vivências e nossas emoções estão tão atravessadas pela cultura e pelo pensamento hegemônico de uma época que é difícil enxergar as amarras estando dentro.

De certo modo, vamos nos enredando naquilo que querem e esperam de nós, naquilo que valorizamos e perseguimos como objetivo de vida, naquilo que escolhemos como caminho e que achamos que é fruto de decisões livres. Não são.

Lêda estava em seu segundo casamento. Os filhos do marido vinham lhe testando a sanidade e a paciência havia alguns meses. Foi na terceira ou quarta consulta que ela se abriu e eu pude entender o que se passava.

"Doutora, eu acho um absurdo! Eles vão lá em casa só pra comer. Chegam sem avisar, bem na hora do almoço ou da janta. Comem, se levantam da mesa e vão ver televisão. Não colocam nem o prato na pia. Não ajudam com dinheiro nenhum, não ajudam a pagar o tratamento do pai deles, que está doente. Só sabem pedir, pedir, pedir. Pedem ajuda, pedem dinheiro pra pagar a faculdade, pedem carro emprestado, pedem pra ficar com os filhos deles enquanto passeiam... Falaram que eu devia construir uma piscina lá em casa pra eles passearem no fim de semana com as crianças! Veja bem, doutora! Uma piscina! Se eu não estou aguentando eles lá em casa durante a semana, eu vou querer visita nos dias que eu tenho pra descansar minha cabeça? Você acredita que o mais velho ontem disse que eu devia passar tudo do pai para o nome dele, pra evitar briga por herança no futuro? Dá pra acreditar nisso?!"

"Não."

"Você não imagina onde chega a ousadia deles, mulher! Pois eles fazem plano com o nosso salário: 'Você ganha tanto e papai ganha mais tanto. Com esse dinheiro eu faria isso e isso e isso.' Outro dia, o mais novo chegou depois do horário do almoço e não foi embora enquanto eu não arrumei a comida pra ele. E a cozinha, que já tava arrumada, ficou uma bagunça outra vez."

"Em que momento você acha que você deixou a situação chegar a esse ponto?"

"Eu? Como assim, eu?"

"Você. Onde você acha que o seu comportamento deu a abertura que eles precisavam pra começar a agir assim com você?"

"Não tô entendendo a sua pergunta."

"Eles agem assim com mais alguém da família?"

"Não. Só lá em casa. Eles são muito folgados."

"Mas eles são folgados com mais alguém ou só com você?"

Ela respirou. E pensou por um ou dois segundos.

"Você tá querendo dizer que a culpa de tudo isso é minha?"

"Eu só queria entender por que você anda permitindo que as pessoas ajam assim com você."

"Eu não permito, não."

"Você já disse a eles que tudo isso te incomoda?"

"Mas dizer o quê? Não tem como dizer, não. Não tem o que dizer."

"Olha, se eu fizer com a minha mãe a metade do que eles fazem com você, ela não deixa eu entrar em casa. E olha que ela é um amorzinho."

Ela parou de falar. Parou de se mexer. Ela parou. Ficou assim, pensando, enquanto eu finalizava as anotações no seu prontuário. Sem que eu dissesse nada, ela retomou.

"Não sei como seria se eles parassem de ir pra lá. Tenho me sentido tão sozinha desde que o Mauro adoeceu! Às vezes eu me pego pensando que pelo menos eles estão indo lá me ver, ver o pai deles. Por mais absurdo que pareça, mesmo com todo esse abuso deles, eu ainda prefiro que eles continuem indo lá em casa. Tenho tanto medo de ficar mais velha, doente, sozinha, sem ninguém da família pra cuidar de mim!"

"O pai deles está velho, doente, sozinho. E nem por isso eles estão ajudando. E, pelo que você contou, eles não estão indo lá ver vocês. Estão indo lá pra almoçar, né?"

Silêncio.

"Aqui. Sua receita."

6. Por um fio

Cheguei do almoço e já vi dona Rita me esperando na recepção. Eu não tinha certeza se era comigo que ela queria falar. Mas era tanta gente me esperando, tanta consulta marcada, tanto encaixe, tanto procedimento para fazer, que eu fingi que não era comigo. Naquele dia, não daria para atender mais ninguém!

Eu já tinha saído atrasada para o almoço e tive que engolir a comida em menos de 20 minutos. Por isso, passei voando pela recepção, disfarçando, olhando para o outro lado. Não adiantou:

"Doutora Júlia, doutora Júlia! Preciso falar com você. O Reinaldo, meu enteado, está passando muito mal."

"Poxa, dona Rita, hoje eu tô tão apertada! Se eu conversar com a senhora, não vou conseguir ver todo mundo que está me esperando. Se ele está passando mal, é melhor ele vir aqui."

"Mas ele é doido, doutora, a senhora esqueceu? Ele não quer sair de casa. Tem cinco dias que não está tomando os remédios de cabeça. Tô ficando com medo dele. Eu e minha neta lá com ele... é perigoso."

Eu não o conhecia ainda.

"Quais remédios ele toma? O que ele tem?"

"Esquizofrenia, fia."

"Sua filha já chegou do serviço?"

"Chega às quatro. A hora que você tá saindo daqui. Não dá tempo."

"Pede pra ela trazer ele aqui. Eu não consigo ir na sua casa hoje. Preciso que ele venha aqui pra gente conversar, pode ser?"

"Ai, muito obrigada, doutora! Vou falar com a Nazinha pra vir correndo."

Às 16h15 eles chegaram. Eu já estava meio morta, meio viva. A tarde tinha sido absurdamente cheia. Cinco mulheres pra inserção de DIU, dois idosos para lavagem de ouvido, duas mulheres que não estavam agendadas, duas consultas difíceis! Resultado: só consegui conversar com eles às 17 horas.

Reinaldo, um homem negro, retinto, alto, forte, bonito, cabelos crespos e grandes e olhos arregalados. Olhou sem sorriso. Suava muito e estava visivelmente contrariado por estar ali.

"Vem, Reinaldo, pode entrar."

Entraram ele, dona Rita e sua filha, Nazinha.

"Rita me contou que você não está se sentindo bem. Falou que você não tem conseguido tomar os remédios."

"Desde que eles colocaram essa doença no meu corpo, está difícil dormir. Tô vendo os bichos e esse pessoal que fica conversando perto de mim. Essas conversas, essas vozes não me deixam dormir. Fico nervoso demais. E os bichos que ficam passando perto do meu ouvido."

"O que houve com os remédios?"

"Não sei. Colocaram veneno, eu acho."

"Você deve estar cansado, né? Muitos dias sem dormir."

"Tô. Meu corpo não tá aguentando, porque eles ficam aumentando a doença no meu corpo. E os comprimidos me envenenaram."

"Certo...", respondi, enquanto pensava em uma estratégia. "Eu tenho um remédio aqui que não é comprimido. É uma injeção. Um remédio que ajuda muito nessa sensação ruim que você tá falando. Melhora essa parte das vozes que você escuta, dos bichos que você vê. Você quer tentar com ele? Pode ser que você fique melhor com ele do que com os comprimidos."

"Injeção?"

"Injeção."

"Quero."

"Eu vou pedir ao meu amigo pra te aplicar a injeção e depois você vai embora tomar um banho e descansar um pouco, pode ser?"

"Pode."

"Doutora, minha irmã Nazinha não escuta essas vozes que eu escuto. Não é o caso de lavar o ouvido dela?"

"Depois eu vou conversar com ela e ver o que ela acha disso, mas hoje é você que vai se cuidar, tá bom? E amanhã à tarde eu quero saber como você passou. Você manda notícias suas pra mim?"

"Mando. E pode me dar a injeção, doutora, que eu tô sentindo que tô por um fio."

Merecer a confiança deles é uma honra imensa. Fico feliz por me procurarem e relevarem minha constante correria. É um privilégio poder cuidar deles. A medicina de família mudou grande parte de mim. Felizmente, não me tapou os ouvidos. Ao contrário, me tornou sedenta por essas histórias. Sou muito feliz por isso. Feliz e grata. Não quero me acostumar e perder a capacidade de sentir.

7. Emocional

"Viemos porque você mandou recado na receita da minha avó, dizendo que era pra ela marcar consulta. Eu deixei a receita aqui pra renovar os remédios de dor que ela toma, mas aí você mandou marcar..."

"Que bom que vocês vieram. Eu pedi que vocês viessem porque não encontrei registro de nenhuma consulta da dona Regina aqui no prontuário. Estamos só renovando a receita, mas ela nunca fez exames, nunca foi examinada."

"Ela não vem porque tá boa, doutora. Ela não tem problema nenhum de saúde. Só essas dores no corpo, mesmo, mas é emocional, né? Da idade, eu acho."

Regina e a neta precisaram de 5 minutos para passar pelo corredor curto que levava ao consultório. Regina, de frente para a neta, de mãos dadas, arrastava o pé num ritmo lento, fazendo soar o chic-chic calmo do chinelo. Para virar-se ao passar pela porta, outro tempo. Sentada, pouco falava.

"Ha quanto tempo essas dores, dona Regina?"

"Não sei, fia. Mais de ano."

"Muito mais de ano, vó", interrompeu a neta. "Doutora, é emocional. Ela custa pra levantar. Quando levanta, anda assim, durinha. Já até caiu por causa desse medo."

Examinei. A musculatura das costas, contraída feito pedra. Os braços rígidos davam sinais de outras causas.

"Não me parece emocional. Vê como sua avó move os braços. Tá vendo esse sinal? Chama-se "sinal da roda denteada". As dores da senhora, dona Regina, e essa dificuldade pra andar, estão me parecendo Parkinson."

A neta arregalou os olhos.

"Sim. E percebe como a musculatura aqui nas costas está contraída? Percebe como só os braços e o pescoço ficam rígidos? É como se ela estivesse fazendo musculação o dia inteiro. Isso gera muita dor. Não adianta dar analgésico se a causa da dor persiste."

Orientações feitas, medicamento prescrito. Retorno marcado para uma semana depois. Regina voltou caminhando sem ajuda, sem dor, sorrindo e me trazendo um queijo. A neta ligou para a família em Salvador e disse que eu faço milagre.

"Não é milagre. Isso é ciência."

E ela explicou.

"O remédio é ciência. O milagre foi minha vó encontrar você."

Eu chamo isso de direito.

8. Um calmante, por favor

Mãe, tia e filha entraram juntas. A mãe. A tia. A criança. E um papel. Dos quatro, a pequena era a que menos falaria. A mãe falou. A tia falou. Até o papel falou. Só ela não podia.

"Como posso ajudar?"

"É a Vitória. Esse papel aqui, ó, a professora pediu pra entregar pra você."

Era um relatório: "comportamento inadequado... agressividade... anda pela sala... não consegue ficar em silêncio... machucou a coleguinha... empurrou a professora... ainda não identifica as letras... não sabe escrever o nome... tentativas de conversa não funcionam... a mãe já foi chamada..."

"Doutora, ela é agitada, ela bate, ela agrediu uma coleguinha. A menina caiu e quebrou o braço. Já fui na escola mais de vinte vezes. Todo dia, a professora dela me chama."

E a tia continuou.

"Tem dias que ela tá um doce. Outros, fica agressiva. Hoje ela ficou comigo, fiz hidratação no cabelinho dela, né, Vitória? Ela me ajudou a fazer almoço. Ficou uma graça.

Quando tem mais crianças e a gente divide a atenção, ela já fica diferente."

"Ela sempre foi assim, doutora. Sempre."

"Mas sempre? Desde quando?"

"Com uns 3 anos, ela já fazia essas coisas."

"Me conta um pouco mais. Quando o comportamento dela mudou?"

"Acho que foi quando eu saí com ela de casa. Eu apanhava muito do meu ex-marido. Ele me agredia na frente dela... ela ficava chorando. Apesar dessas brigas, ela era muito apegada a ele. Ele nunca mais procurou por ela. Acho que ela sentiu."

"E hoje?"

"Eu arrumei um companheiro e fui morar com ele. Ela fica com a minha mãe. Eu vou lá praticamente todo dia."

"E o que vocês acham que eu posso fazer como médica para ajudar a Vitória?"

Se entreolharam...

"Um remédio, né?", falou a mãe.

A tia balançou a cabeça concordando.

"Ah é! Um calmante. Minha mãe mesmo falou que ela precisava de um remédio. Na outra cidade em que eu morava, o médico tinha passado pra ela aquele remédio que faz a criança prestar atenção na professora. Como que chama, Neide? Esqueci. Mas ele passou. Eu fiquei com medo de dar. Devia ter dado. Talvez já estivesse curada, né?"

"Curada do quê?"

"Uai, curada disso que ela tem."

"Qual doença?"

"O nervoso, né?..."

"Entendi...", e fiz um silêncio. "Entendi... um remédio controlado, né? Um calmante... E por que você acha que ela ficou nervosa assim?"

"É o gênio difícil, né, doutora?"

Vitória levantou da cadeira e foi até um armário de vidro onde eu deixava alguns brinquedos.

"Posso brincar com esse?"

Eram dois bonequinhos. Uma menina e um menino. Eu peguei os dois e entreguei a ela. Retomei a conversa com a mãe e a tia. Quando voltei meu olhar para Vitória, ela estava com os dois bonecos simulando um beijo. Fingi que não vi para não chamar a atenção da mãe para a cena. Ela deitou um sobre o outro enquanto os esfregava.

Meu coração parou.

"Quem mais mora na casa com ela?"

"A vó, a irmã, um primo pequeno e meu irmão."

"Quantos anos, seu irmão?", perguntei tentando não transparecer nada.

"Vinte e seis."

"Certo. Ela frequenta algum outro lugar?"

"Não."

"Olha, Deise, tudo que a Vitória não precisa agora é de um remédio para acalmá-la. Ela precisa falar. Ela precisa encontrar um lugar seguro. Um lugar pra ela ser acolhida, não sedada, silenciada. Não quero que você sinta culpa, mas precisamos entender que a leitura que uma criança da idade dela faz das coisas que acontecem é diferente da forma como nós adultos fazemos. Na cabeça dela, você e o pai dela a abandonaram. Por mais que você queira dar o melhor pra ela, por mais que você se preocupe e se empenhe e tente fazer sozinha aquilo que o pai não faz, a visão dela a respeito do que aconteceu provavelmente é outra. A agressividade é só um jeito que ela encontrou de pedir socorro. Remédio, não."

Um longo silêncio se fez.

Eu olhei para Vitória e ela estava sorrindo.

"Viu, mãe? Remédio não?"

"Remédio não, né, Vitória?", eu disse, concordando com a pequena.

Pedi para a tia ficar com ela fora do consultório por um instante.

"Me desculpe. Eu não quero culpar você. Você não tem culpa. Você está fazendo o melhor que pode, eu sei, mas precisamos olhar pra ela. Ela precisa da nossa ajuda. Os momentos que achamos que nossos filhos estão mais difíceis de amar são os momentos em que eles mais precisam do nosso amor."

"Não sei como fazer, doutora Júlia."

"Eu acho que sei quem pode nos ajudar. Vamos juntas."

Os meses que se seguiram foram de muitas batalhas difíceis. Toda a equipe se envolveu na elaboração de um plano de cuidados para Vitória e sua família. Construímos pontes que a ligaram a pessoas confiáveis e muros que a protegeram de quem não a fazia bem.

Por meses fomos o amparo de Vitória e o porto seguro de sua mãe e de sua família. O psicólogo infantil, a fonoaudióloga, a terapeuta ocupacional, a psiquiatra infantil, a enfermeira, a agente comunitária de saúde, a assistente social e eu.

Às vezes, nosso trabalho se parece com o de uma banda de música. Há o tempo de cada instrumento brilhar, mas é a música que se faz em conjunto que é capaz de mudar as coisas.

A canção que compusemos em parceria com Vitória, sua família e sua escola ficou linda de ouvir. O mais bonito é que só tocamos para ela. Foi feita exclusivamente para ela. Não serviria para mais ninguém.

Cuidado é singular. Como as pessoas também são.

9. Remendo: sobre remédios que revertem os danos de outros remédios que eu tomo nem sei por quê

Dona Iolanda, 79 anos, entrou no consultório de braço dado com a filha. Sem apoio, ela mal conseguia ficar de pé. Vinha assim fazia meses e ninguém conseguia descobrir o motivo.

"Sinto tonteira e muita dor nas pernas. Venho sentindo muita dor no estômago depois que tomo meus remédios. Isso já tem mais de um ano. Já passei no médico de veia e ele me deu um remédio pra melhorar dor de varizes. Não adiantou. Mas também, eu nunca tive varizes! Passei no ortopedista, que me deu um remédio manipulado. Não adiantou. Disse que eu tinha desgaste nos joelhos e osteoporose, mas expliquei que meu joelho não dói. O que dói é a perna toda. Passei no reumatologista, que disse que eu não tenho nada."

"E da tonteira? O que a senhora me fala?"

"É assim: eu tô deitada, aí levanto. Pronto, fico tonta. Se eu sair andando então, ave-maria, quase caio. Fui na UPA uma vez, e o médico disse que era labirintite e me passou um remédio. Não melhorou nada."

"Onde mais a senhora se consulta?"

"Com um cardiologista. Mas já tem mais de um ano que não vou lá. É muito caro."

"E a senhora tem algum problema no coração?"

"Não. Vou lá só por causa da pressão alta mesmo. Mas agora ela deu pra ficar baixinha. Ele me passou um remédio caro. Não tô mais conseguindo comprar. Você pode trocar por um remédio de pressão que tenha no posto?"

"Vou te examinar primeiro e depois conversamos. Pode ser?"

E assim eu fiz. Durante o exame físico:

Pressão deitada: 10 por 6. Pressão sentada: 8 por 6! OITO por SEIS!

E mais nenhuma outra alteração.

A lista de remédios de dona Iolanda incluía:

Uma combinação comprada (e cara!) de dois remédios para pressão. Um deles provocava inchaço nos tornozelos e era possivelmente a causa de um dos desconfortos dela.

Um diurético que pode provocar queda de pressão ao levantar, gerando tonteira.

Um medicamento para prevenção de infarto e derrame que tem formulação ácida e que pode gerar ou piorar as dores de estômago.

Um medicamento de uso semanal para tratamento de suposta osteoporose, que costuma causar dores de estômago.

Uma medicação usada para controle dos níveis de colesterol e para prevenir infarto e derrame, e que pode causar dores nas pernas.

Um remédio para dor no estômago, já que esta era uma queixa frequente da paciente após usar todos os medicamentos prescritos. Este era um remédio com alguns efeitos colaterais relevantes, como prejudicar a absorção de cálcio e vitamina B12.

Três opções de analgésicos para conter as dores musculares que tanto a incomodavam, incluindo anti-inflamatórios, que pioram as dores de estômago e são contraindicados para pacientes idosos. Um outro analgésico lhe causava constipação intestinal, retenção urinária e sonolência, o que piorava sua tonteira.

Dona Iolanda foi transformada em uma mulher inválida. A prescrição médica que seguia estava lhe trazendo muito mais transtornos que benefícios. Não podia seguir assim. Ainda naquela consulta, retiramos o que era possível naquele momento e com as informações que tínhamos em mãos. Ela saiu da consulta com pedidos de exames laboratoriais e uma receita com três medicamentos. Propus que nos víssemos outra vez em uma semana. E ela voltou.

No retorno, pressão de 12 por 7, sem qualquer queixa. Andava sozinha, sem apoio de ninguém, conversava com mais firmeza, sorria e voltava aos poucos a ter a independência para cuidar de si e da sua vida.

O exame de sangue mostrou ainda que o uso do remédio para o estômago e a idade foram responsáveis por uma queda da vitamina B12, importante nutriente para a saúde do sistema nervoso central. Fizemos a reposição e em pouco tempo Iolanda era outra pessoa.

Tive um querido e admirável professor de geriatria que dizia que, quando olhamos para uma pessoa idosa, devemos nos perguntar se ela chegou até ali com, sem ou apesar da assistência que recebeu. Iolanda chegou aos 79 apesar dos profissionais de saúde que a atendiam. Porque medicina e remédio demais podem ser danosos. A arte está em encontrar o que ela precisa e, a partir daí, o seu equilíbrio.

10. Dona Odete, sua trombose e sua amiga

Sexta-feira, 10 horas. Manhã de chuva.

"Dona Odete, bom dia. Como posso te ajudar?"

"Doutora Júlia, há dois dias minha perna esquerda está inchando e doendo muito. Mal consigo encostar o pé no chão."

Era uma senhora de 87 anos. Perfume, batom, esmalte, cabelo impecável. Com dificuldade, deitou-se na maca. Panturrilha dura, perna muito inchada e dolorosa. Precisava ser encaminhada ao hospital o mais rápido possível. Ela havia chegado sozinha à unidade. Tentei informá-la da gravidade do seu caso com cuidado. Tive receio de que ela se assustasse, então falei quase murmurando.

"Dona Odete, parece que esses sintomas estão sendo causados por uma trombose."

Para minha surpresa, serena ela estava, serena ela continuou.

"Certo. Como vamos resolver?"

"A senhora precisa ser avaliada em um hospital. Com os exames, os médicos de lá vão poder confirmar esse diagnóstico e iniciar o tratamento. Eu vou chamar uma ambulância, que vem te buscar. A senhora quer ligar para a sua casa e pedir para algum familiar te acompanhar?"

"Não, não. Eu vou sozinha."

"É muito importante que alguém te acompanhe, dona Odete. A senhora já está fragilizada neste momento. Algum parente para ajudar seria muito bem-vindo."

"Eu entendo doutora, mas não tenho nenhum parente. Moro com uma amiga de 88 anos, que usa bengala e também sente muita dor nas pernas. Acho que ela não consegue ir comigo."

"Se a senhora quiser, eu posso ligar e conversar com ela."

Feito. Anotei o número e liguei para a dona Norma, para explicar a situação.

"Alô! Oi, dona Norma, bom dia. Aqui é a doutora Júlia, tudo bem?"

"O que houve com a Odete?", perguntou assustada.

"Eu acabei de consultá-la. Parece que o que ela tem é uma trombose na perna. Vamos precisar chamar uma ambulância para levá-la ao hospital."

"Minha nossa! É grave, doutora? Eu canso de falar com ela, mas não adianta! Aquela ali é teimosa feito uma porta. Falei pra ela te procurar ontem. Eu estava superpreocupada. Sabia que era trombose. Ai, meu Deus, coitada da minha amiga!"

"Não fique nervosa. Ela está bem."

"Não tem jeito, doutora. Eu me preocupo muito com ela. Somos amigas desde a época do colégio. Não temos ninguém. Vivemos uma pela outra."

"E como a senhora está? Acha que consegue acompanhá-la? Tem algum amigo ou conhecido que poderia fazer isso?"

"Doutora, vou dar o meu jeito. Tenho um dinheirinho aqui. Vou tomar um remédio pra dor e estou indo aí."

"Não, dona Norma. Espera. Vou tentar ver um jeito melhor de resolver isso. Se for realmente indispensável que a senhora venha, volto a ligar."

Chamamos a ambulância e 40 minutos depois já estávamos fazendo a transferência da dona Odete. Optamos por não ligar para a sua amiga, pois seriam duas idosas frágeis expostas ao ambiente do hospital, ao risco da rua, enfim... Comunicamos ao médico da emergência que ela iria sem acompanhante.

Fechamos a porta da ambulância e, antes mesmo que o carro desse partida, lá no final da rua, vimos uma baixinha apressada que gritava e balançava sua bengala:

"Doutora Júlia, me espera, me espera. Tô chegando. Vou com ela."

Eu não sabia se sorria ou se chorava.

Abrimos a porta da ambulância e as duas se olharam:

"Norma, que falta de juízo! Você não pode fazer essas **extravagâncias!**"

"E desde quando levar você no hospital é extravagância? Você achou mesmo que eu ia te deixar sozinha numa hora dessas? Você não me conhece, não, Odete? Você não tá largada nesse mundo, não, minha amiga..."

Há muito amor no mundo, ainda. Às vezes, o que precisamos é limpar as lentes para enxergar.

11. Velha assanhada

Neusa devia se chamar Deusa. Do alto dos seus 68 anos, do seu salto, da sua saia, da sua pele negra retinta, do seu batom, do seu rímel, do seu perfume tão cheiroso, dos seus cabelos brilhantes, crespos e grisalhos, Deusa, digo, Neusa me sorriu.

Entrou, sentou, parecia voar. Era linda e eu estava absolutamente hipnotizada. Tirou da bolsa um papel com três palavras anotadas.

"Bom dia, Neusa. Muito prazer! Como posso te ajudar hoje?"

"Bom, a primeira coisa é o olho. Fico sentindo o meu olho tremendo, doutora. Repuxando. Já reparei que é quando eu fico estressada. Isso é normal?"

"_____": coloque aqui qualquer coisa desimportante que falei enquanto aprendia a ser linda com ela.

"A segunda coisa é um pouco de ansiedade. Algumas coisas têm me chateado no trabalho e em casa. Percebo que fico mais ansiosa, mais agitada..."

"Ã-hã."

"E a terceira... bom... a terceira eu nunca falei pra ninguém. Vou falar pra você porque minha filha disse que veio em uma consulta aqui recentemente e adorou o fato de você ter a cabeça muito aberta e conversar sobre tudo."

E eu sorri enquanto seguia absolutamente encantada por ela.

"Doutora, existe algum remédio para mulheres da minha idade sentirem mais desejo, mais prazer?"

"Me explica melhor."

"Sou separada há dez anos. Já tive dois namorados. Agora estou namorando outra vez, mas não estou satisfeita com essa parte sexual. Não consigo sentir nada. Eu até tenho muita vontade, mas na hora eu percebo que foi rápido demais, que eu não senti prazer, que acabou antes de começar."

"E você percebe que seu namorado tem essa preocupação de saber se está sendo bom pra você, se você está feliz, satisfeita com esses momentos?"

"Não. Ele nem pergunta."

"Talvez isso seja uma questão importante a ser conversada, né? Porque mesmo que exista um pozinho mágico para nos permitir sentir mais prazer, se o consagrado não ajudar com o que esperamos dele... fica difícil, né?"

E ela sorriu concordando.

"Neusa, mesmo em uma relação com o parceiro, grande parte do prazer e da satisfação que sentimos somos nós mesmas que nos proporcionamos. A gente é que sabe a posição que quer, o jeito que o parceiro pode fazer pra nos agradar mais, a forma como a gente se toca. Tudo isso influencia e muito. Se a gente não falar, fica difícil o moço adivinhar. Ainda mais se ele não tá lá muito preocupado, né?"

"Verdade."

"Mas antes de seguirmos a nossa conversa, posso ver sua receita e te examinar?"

Na balança:

"Meu peso tá uma vergonha!"

"A senhora é linda, Neusa. A senhora tem consciência do tanto que a senhora é linda?"

E ela deu uma gargalhada deliciosa.

"Pressão boa, coração bom, pulmão bom, nada na barriga, nas pernas, tudo certo aparentemente."

Sentamos novamente, e a conversa seguiu:

"Vi que a senhora toma um remédio para depressão."

"Sim, já tem uns cinco anos. Mas estou bem melhor. Tomei numa época muito difícil, que já passou."

"Já te contaram que ele interfere muito na qualidade da vida sexual?"

"Sério?" E arregalou os olhos. "Não é possível, doutora! Será que é ele que tá me deixando assim? Só pode ser! Eu não era assim antes."

"Penso que é uma soma de vários fatores, né?"

"Quero tirar, doutora. Não vou tomar isso mais."

"Sim, podemos reduzir e depois parar. O que você acha?"

"Acho ótimo."

"Queria pedir alguns exames de sangue, de urina e fezes, posso?"

"Claro... Pode sim! A senhora deve estar me achando uma velha assanhada, né?"

"Eu tô te achando uma mulher saudável. Uma linda mulher saudável. Só isso. Ser 'assanhada' é sinal de saúde."

Nós nos despedimos e Neusa seguiu desfilando sua beleza pelo mundo. Andando, parecia voar.

No retorno, que ocorreu duas semanas depois, ela me contou que tinha parado de usar o remédio e estava se sentindo muito bem. Disse também que havia conversado com o namorado.

"Eu disse a ele: olha, eu gosto muito de sexo, e isso é importante pra mim. Não quero esse negócio de você pensar só em você. Sexo é troca, e é pra ser bom para os dois. Aí, doutora, o negócio agora tá funcionando bem melhor."

Os exames? Estavam lindos, ora. Para combinar com ela.

12. Quantas mães desnaturadas você conhece?

A quantas você deu oportunidade de falar?

Laura, 28 anos, entrou no consultório nervosa. Sorriso no canto da boca, olhar para o chão, raramente olhava para mim. Mãos que se esfregavam. Respirou fundo e disparou:

"Eu vim porque minha mãe falou que eu tenho depressão pós-parto."

"Ã-hã..."

"Mas ela fala que eu tenho tudo, né?", e sorriu.

"Tudo?"

"É. Fala que eu tenho esquizofrenia, que sou bipolar", e sorriu outra vez. "Ai, ai, minha mãe..."

"Mas, e você? Fala o quê?"

"Ah... eu tenho... um pouco de anemia... Mas é do tratamento que eu fiz pra emagrecer. Eu era uma baleia", e sorriu mais.

A consulta de Laura foi um pedido meu. A filha dela, uma criança de 4 anos, vinha apresentando problemas sérios relacionados à alimentação. Obesa, não conseguia mais acompanhar as brincadeiras na escola. As vacinas todas foram dadas com atraso, depois de grande insistência e orientação da equipe. Por esse contexto, quis conhecer seus pais. Oferecemos a consulta, e a mãe veio primeiro.

"Além da anemia, mais algum problema de saúde?"

"Não."

"E depressão pós-parto? De onde sua mãe tirou isso?"

"Não sei, porque ela nem me conhece direito pra falar. A gente conviveu pouco. Fui criada na casa da minha avó..." Fez silêncio. "Casei errado, doutora. Pra quem nunca se sentiu amada, pra quem não se ama, pra quem se acha gorda, feia, vem um cara e fala meia dúzia de palavras bonitas..." Novo silêncio. "Quando eu engravidei, a gente já tava quase separando. Eu já tava decidida a ir embora. Comecei a sentir enjoo, a menstruação atrasou, fiz o teste e deu positivo. Fiquei desesperada. Não aceitava."

"E como foi a gravidez?"

"Difícil. Minha filha não crescia no meu útero. Por mais que eu me alimentasse, ela continuava muito magrinha. O tempo todo me diziam que meu corpo estava rejeitando ela...", e chorou pela primeira vez. "O parto foi cesárea. Ela ficou internada muito tempo. Tadinha. Tão pequenininha e tendo que passar por isso."

"Deve ter sido muito difícil."

"Doutora, todo mundo sabe que eu cuido muito bem da minha filha. Eu posso estar com a depressão que for, mas quando ela chega, eu dou meu jeito. A comida sempre na hora, verdura, legume, coisas saudáveis. Dou banho, penteio o cabelo, visto roupinha, passo perfume..."

"Eu sei."

"A única coisa que eu queria, mas não consigo, é amar a minha filha."

Na mosca! Sem preparo. Sem conversa. Sem doçura. Eis uma mãe desnaturada! Má! Bruxa! Como pode ter coragem de falar uma coisa dessas?!

"Eu faço como se eu amasse...", e disse chorando, "mas eu não consigo sentir. Por que, doutora, eu não sei. Eu tento, me esforço. Eu não sei como fazer pra amar minha filha."

"Laura, não tem jeito certo nem jeito errado. Cuidar da alimentação, da higiene, se preocupar com a saúde também é amar."

"Eu não queria ser assim."

"Como você era com sua mãe?"

"Eu nunca morei com ela. Ela me deixou com a minha avó ainda bebê. Do pouco que convivemos, não construímos, assim, uma amizade... Intimidade, sabe?"

"E você recebeu dela esse tipo de carinho, de amor que você acha que deveria dar para a sua filha?"

"Nunca. Nem dela, nem de ninguém."

"Nem da sua avó?"

"Muito menos da minha avó!"

"E como era sua avó com a sua mãe?"

"Ah, elas não se falam muito."

"E como era a sua avó com a sua bisavó?"

"Nossa! Diz que a mulher era o cão! Distribuía varada de marmelo pra todo lado. Batia pra machucar. Coisa que eu não tenho coragem nem de pensar em fazer com a minha filha."

E parou por alguns segundos. Pôs-se a pensar nas respostas que me deu.

"Muita violência, né, doutora? Vem de muito tempo."

"Laura, vou te falar uma coisa que tá aqui no meu coração. Não quero te ofender ou ofender a sua família. É com todo carinho que eu falo: a gente só consegue dar aquilo que tem. Aquilo que algum dia a gente recebeu. Pra gente conseguir dar amor, a gente precisa se sentir amado. O amor que a gente recebeu quando a gente era bem pequeno hoje nos inspira a amar outras pessoas."

Ela olhava como quem agradece a compreensão.

"Por outro lado, veja que história bonita de superação você está me contando: sua bisavó batia e machucava os filhos. Talvez porque tenha aprendido que isso era o correto a se fazer. Sua avó superou essa violência, mas não conseguiu criar vínculos de amizade e carinho com sua mãe. Sua mãe já consegue conversar com você e, do jeito dela, te orienta e tenta te ajudar. Já você está dando um salto enorme em busca desse resgate. Foi capaz de sofrer a dor da internação da sua filha, de se preocupar com a alimentação, com a roupinha, com o cabelo, com o perfume dela. Você já ama sua filha. Ninguém faz isso sem amor. Provavelmente, quando a sua filha tiver o neném dela, amar e cuidar será algo muito mais natural, porque ela vai se lembrar de tudo que você fazia quando ela ainda era uma bebezinha!"

Laura estava chorando. Chorando me ouviu. Ficou com o que achava que devia ficar. Jogou fora o que achou bobagem. Foi conversar com a psicóloga e com a psiquiatra da nossa unidade.

Laura levou de mim o amor que recebo diariamente da minha família e dos meus amigos. A consulta terminou e, a mágica: o amor que eu tenho em mim agora é bem maior do que o que eu tinha antes de conhecê-la.

Obrigada, Laura.

13. Remédio controlado(r)

"Oi, doutora, bom dia. Marquei essa consulta porque minha vizinha disse que gostou muito de você."

"Que bom. Fico feliz. E como posso te ajudar?"

"Então... deixa ver por onde eu começo... Bom... Eu sou cristã, doutora."

"Sim."

"Tenho andando muito ansiosa. Não sei se você vai me entender..."

"Pode dizer."

"Doutora, é o seguinte. Na minha religião, eu não posso ter relação sexual sem estar casada. Então eu queria tomar um remédio que eu tomei uma vez. Ele é pra ansiedade. Quando eu tomei, esse meu desejo sexual sumiu completamente. Foi muito mais fácil lidar com isso. Atualmente tá muito difícil. Não tenho um namorado, nem previsão de casar. Pra falar a verdade, nunca tive um namorado. Só um cara que não quis me assumir. Então, eu preciso sossegar, você me entende? Uns caras pra transar, a gente acha. Mas eu não quero isso pra minha vida. Eu tenho o sonho de casar. Tô firme na Igreja e acho que vai aparecer um homem bom pra mim lá. A questão é que, doutora, esse fogo me consome!"

E deu uma risada leve, bonita, gostosa, livre. Nem parecia vir de uma mulher tão presa a tantas amarras. Eu não sabia o que dizer! Eu não sabia como agir. Era tanta opressão personificada ali naquela mulher! Negra, gorda, periférica. Eu não queria ser mais uma pessoa a deslegitimar sua fé, sua crença, seu modo de ver a vida.

"E como você vê isso? Essa proibição da sua Igreja?"

"Ah, é assim, doutora. Sempre foi. Não muda. E eu quero seguir certinho, agora."

"Entendo... A sexualidade é uma expressão da nossa natureza, né?"

Ela me ouviu em silêncio.

"É natural sentirmos desejo, atração."

Nem uma palavra.

"Pra quem acredita em Deus, então, o desejo sexual faz parte da criação divina, certo?"

E ela continuava em silêncio.

"Em última análise, estamos aqui buscando um jeito de 'melhorar' ou 'consertar' aquilo que Deus criou. E, se Ele criou, faz parte da Sua perfeição. Estamos aqui tentando encontrar um jeito de estragar o que Deus fez. Porque se Deus fez a gente, o desejo sexual que a gente sente é divino, certo? Vamos tomar um remédio pra que você continue se encaixando nas regras de uma Igreja que crê nesse mesmo Deus."

E ela deu outra risada deliciosa.

"Eu entendi direito?"

"Sim, doutora. É isso mesmo."

"Nós médicas consideramos o desejo sexual, a vontade de transar como um sinal de saúde. Você já viu uma pessoa gravemente doente, sentindo dor, falta de ar, náusea e vontade de transar?"

"Não."

"E você quer que eu use meu conhecimento médico para provocar em você um sintoma de quem está muito doente?"

Outra risada.

"Pois, não", eu disse puxando o bloco de receita da gaveta com um sorriso no rosto. "Qual o nome da droga que você deseja? Ou eu deveria chamar de veneno?"

14. Fome

Era nosso primeiro encontro. Ela chegou cedo. Antes das 7 horas, já esperávamos a abertura dos portões da unidade. Eu, dentro do carro, aproveitava os 5 minutos que faltavam para o início do dia de trabalho e respondia e-mails atrasados e mensagens de três dias atrás. Ela, de pé junto ao portão fechado, balançava o carrinho que levava seu bebê.

Seu nome era Carolina. Fui saber depois. Olhamo-nos e nos cumprimentamos através do vidro. Enquanto esperávamos, Carolina pegava no colo seu filho. Ela, magra feito quem queria comer mais.

Um colega médico de família certa vez brincou que somos feito extraterrestres que toda manhã estacionamos nossa nave espacial em frente à unidade de saúde onde trabalhamos e passamos o dia a atender aquelas pessoas de outro planeta, tamanha é a distância, o abismo social entre nós e eles. Somos de realidades tão díspares que a metáfora, inicialmente absurda, se torna verdadeira.

Saí do carro e me aproximei do portão lentamente.

"Que lindo o seu bebê!"

"Obrigada", sorriu orgulhosa.
"Veio marcar consulta pra ele?"
"Não. É pra uma amiga que tá muito fraca."
"Uai... eu não conheço seu bebê ainda. Vocês moram na nossa área há pouco tempo?"
"Não. Nasci aqui."
"E quantos meses ele tem?"
"Ele já tem 1 ano e meio."

Tentei disfarçar meu espanto, mas acho que não consegui. Era um bebê tão pequeno, tão magrinho, que pensei que tivesse uns 9 meses.

"Então marque uma consulta pra eu conhecer seu filho também."

E foi o que ela fez.

Nosso segundo encontro aconteceu na manhã seguinte. Carolina e o filho chegaram cedo. Nem todas as minhas piores expectativas foram suficientes para prever tanta miséria. No consultório, a primeira pergunta que ela me fez atravessou minha alma.

"Doutora, é normal a criança ficar tentando comer terra, tijolo, essas coisas?"

Pensei em silêncio: *Se ela estiver passando fome, anêmica, desnutrida... sim!*

Foi uma consulta muito triste. A mãe seguia dando o peito para o filho, contrariando todas as estatísticas, já que grande parte das mulheres nessas condições desmamam seus filhos muito cedo. Durante os 20 minutos em que estivemos juntas, a criança subiu no seu colo e mamou umas seis vezes. Era isso ou terra.

As cestas básicas que a unidade havia recebido duas semanas antes já haviam evaporado. São tantas demandas, tanta miséria, que os alimentos não chegam a permanecer na nossa unidade de um dia para o outro. É horrível ter que escolher quem leva comida para casa. Eu me recuso! Alguém pode ficar sem? Quando chega o próximo miserável, a próxima mãe sem emprego, a próxima criança desnutrida, o peito da gente chega a doer.

O peso daquela criatura que já nascera condenada era o peso de um menino de 8 meses. A estatura já estava severamente comprometida; a mãe, preocupada, me pediu umas vitaminas. Mal sabia ela que ele precisava era de um país.

Eu precisava agir, com país ou sem, com democracia ou sem. Aquela mãe e aquele bebê eram seguramente as pessoas que mais precisavam da nossa equipe naquele bairro. E como se a tragédia fosse pouca, Carolina revelou, ao se despedir, que estava grávida.

"Marque uma consulta com a enfermeira para hoje à tarde."

Na semana seguinte nos veríamos de novo. Havia muito a ser feito por aquela família.

15. Quando o amor me guia

Carolina, com seus olhos fundos, chegou trazendo a dor de todo este mundo. Aos 24 anos, esperando seu segundo filho, havia passado a noite bebendo e fumando para esquecer a dor.

"Que bom que você atendeu a meu pedido e veio, Carol!"

"Que pedido? Não recebi seu pedido, não. Eu vim por minha conta, doutora. Preciso de ajuda."

Ela demorou a voltar com os exames do pré-natal pedidos pela enfermeira. Eu já havia compartilhado a minha angústia ao atender Carol e sua família com outras colegas. A psicóloga, a nutricionista, a assistente social, a psiquiatra, a enfermeira, a agente comunitária de saúde, a coordenadora de saúde da mulher, a ginecologista do pré-natal de alto risco. Quando percebi, éramos quase uma dezena de mulheres angustiadas, preocupadas, empenhadas no cuidado dela.

Pesando menos de 40 quilos, bebendo e fumando compulsivamente o dia inteiro, sem emprego e sem comida em casa, seguia nutrindo com o que não tinha o filho que carregava no ventre.

"Preciso de um remédio, doutora. Estou bebendo demais. Perdi o controle", disse enquanto apertava a barriga que abrigava o futuro.

O primogênito comia biscoito recheado no carrinho. Uma criança desnutrida, que também acompanhávamos há algumas semanas. Cestas básicas, verduras e legumes foram doados, mas essa família precisava de muito mais que alimentar o corpo.

Carolina estava claramente deprimida e buscava ajuda num misto triste de vontade de resistir e medo de morrer. Eu não podia ajudá-la sozinha e, naquele dia, peguei meu coração com a mão e pedi: *Me guia!*

Foram duas horas de telefonemas para diversas unidades da nossa rede de assistência, negociações e encaminhamentos. Documentos e papéis nas mãos, Carol saiu acompanhada do marido e do filho em direção ao Centro de Referência em Atenção à Saúde Mental, o Cersam. Lá ela conversaria com a psiquiatra com quem eu discuti seu caso por telefone. Também ficaria o tempo que fosse preciso tendo apoio psicológico, social, nutricional e o que mais precisasse.

Depois do almoço, me chamaram para atender o telefone na recepção. Era a psiquiatra que a recebera no Cersam. Uma profissional daquelas que a gente quer ter sempre por perto. Carol foi ouvida com empatia, sem julgamentos, e saiu com prescrição de antidepressivo para ajudá-la a atravessar essa difícil temporada. Tinha consigo também a contrarreferência com as orientações que iam nos guiar para os próximos passos daquela caminhada e a marcação da próxima avaliação com aquela mesma psiquiatra.

No Centro de Referência de Assistência Social, o CRAS, Carol conseguiu alimentos e checou seus direitos a outros benefícios. Já trabalhou muito de carteira assinada. Vai ter direito a receber licença-maternidade!

Na unidade, marcou consultas para o filho, para o marido e para ela. Recebeu algumas fórmulas e orientações para melhorar o estado nutricional do filho desnutrido.

No final do expediente, me procurou no consultório. Os olhos estavam marejados e ela só queria agradecer:

"Não sei o que vai ser agora... não sei se vou conseguir, mas estou mais forte. Obrigada pelo que você está fazendo por mim e pela minha família. Eu nunca tinha sentido que eu era importante pra alguém."

Essas coisas mexem comigo. Eu sei bem o meu lugar. Sei que fazer isso não muda a história de ninguém. Não conseguiríamos fazer isso todos os dias para todo mundo que precisa, mas ouvir Carol dizer como estava se sentindo me abasteceu de força para seguir lutando e fazendo o possível enquanto mantenho meu sonho no impossível: chegará o tempo de transformarmos tão radicalmente a realidade, que não haverá ninguém sofrendo as consequências de um destino miserável feito o de Carol. Que chegue logo!

16. Aquela que não queremos por perto

Passava das dez horas quando Zildete apareceu, tumultuando o atendimento. Chegou alcoolizada e abordou a técnica de enfermagem da nossa equipe. Sorte a minha e a da Zildete que Claudinha, nossa técnica, era sempre gentil e disposta a ajudar. Sensível, empática, humana, ouviu sem barreiras. E foi por isso que ela me procurou no consultório:

"Júlia, Zildete chegou agora. Tava marcada para as 7 horas. Falou que atrasou porque perdeu o chinelo. Veio descalça e está totalmente alcoolizada."

"Pode pedir pra ela me procurar aqui no consultório."

E ela veio. Falando alto, rindo e gritando meu nome.

"Ei, doutora! Me desculpa! Perdi meu chinelo!"

"Sem problemas, Zildete! Eu consigo te atender agora."

Ela entrou, sentou-se e fez espalhar o cheiro quase insuportável de álcool pelo ambiente.

"E como eu posso te ajudar hoje, minha querida?"

"Olha a minha perna, doutora! Inchou demais", disse levantando a saia rosa, que já estava cinza de tanta sujeira.

E seguimos a consulta, até que ela pediu água e café.

Uma aluna que nos acompanhava trouxe de pronto. Levou também alguns biscoitos, que foram devorados em segundos.

Ao final, sorriso no rosto. Poucos dentes ainda resistiam a uma vida de tanto sofrimento. Levantou-se com seus pedidos de exames e seguiu com outra aluna para marcá-los com prioridade. Um fígado grande e endurecido. A pele amarelada, as pernas inchadas. O prontuário mostrava que tinha 52, mas a aparência era de 70 anos.

De longe, era a paciente que mais precisava de ajuda naquela manhã. De longe, era a personificação de quem menos queremos por perto. Suja, descalça, ora agressiva, ora escandalosa, despenteada e cheirando a bebida.

Nós, muitas vezes, gostamos de investir mais do nosso tempo e do nosso conhecimento em pessoas que pouco precisam deles. Pessoas que chegam bem-vestidas, bem alimentadas, calmas, tranquilas, cheirosas. Pessoas que falam bem, que obedecem o que está na receita, que comem bem, que fazem ginástica. Pessoas que muitas vezes vão até nós por questões protocolares. Pessoas que vão viver bem, porque viver bem e ter saúde tem pouco a ver com ir ao médico.

Julian Tudor Hart (1927-2018), médico de família inglês, conhecido e respeitado mundialmente por sua contribuição no desenvolvimento da medicina da família e da atenção primária à saúde mundo afora, já nos alertava em seus escritos sobre a "Lei dos cuidados inversos" que as pessoas que mais precisam de recursos em saúde são as que menos recebem. Se não nos atentamos para isto e não agimos ativamente na tentativa de reverter as iniquidades, acabamos por perpetuá-las.

Eu agradeci Zildete por tê-la atendido e disse que para mim era uma honra ser médica dela. Disse que iríamos juntas procurar um caminho para melhorar sua saúde, e ela me agradeceu porque havia tempos ninguém olhava para ela.

Estaria Zildete invisível ou todos os outros estão cegos?

17. Embate

Aquele era nosso terceiro encontro. Eu apostaria que ela estava com muita raiva de mim. Não era minha intenção provocar raiva, mas acho que foi o que fiz.

"E então, dona Lívia, como passou desde a nossa última consulta?"

"Olha só, presta atenção: eu não consigo ficar sem esse remédio pra dormir, entendeu? Eu não consigo. Tentei tirar e passei muito mal. Já decidi. Vou continuar usando. Não quero parar."

"Dona Lívia, a senhora se lembra do que conversamos na consulta passada sobre os riscos de usar esse remédio, principalmente para pessoas na sua idade?"

Passei uma hora tentando convencê-la de que seus atuais problemas de tonteira, falhas da memória e as duas quedas recentes, que lhe provocaram inclusive ferimentos no rosto e nos braços, eram consequências do uso daquele comprimido.

"Não lembro nem quero lembrar. Vou continuar usando e não quero parar. Não vou parar."

O clima ficou tenso no consultório. Pesado. Ela falava alto e batia a mão na mesa.

"Eu tentei parar e passei muito mal. Fiquei com os olhos inchados, meu cabelo caiu. Minhas dores no corpo pioraram muito, fiquei chorando à toa. As coisas lá em casa são muito difíceis, entendeu? Você fala isso porque não tá na minha pele. Aí é fácil me mandar parar. Sou eu que vou ficar passando mal em casa, não você."

Falou firme. Cara séria. Olho no olho.

"Mas eu não quero que você fique passando mal. A proposta que te fiz nos outros encontros é justamente para que você melhore. A senhora está tomando esse remédio há anos e as coisas ainda estão como estão. O que eu propus foi iniciarmos um tratamento real, verdadeiro para o que a senhora tem."

"Eu não tenho nada. Eu só quero o meu remédio. O remédio que sempre me passaram há anos sem questionamentos. Eu só quero dormir! O que eu tenho, afinal?"

"Dona Lívia, o que a senhora acha que tem uma pessoa que não dorme, não sai de casa, está engordando, sente dores por todo o corpo, chora muito todos os dias, não convive com quase ninguém, não consegue cuidar da higiene e da organização da casa, passa dias sem pentear o cabelo, sem escovar os dentes?"

"Tristeza, uai. Problemas. Depressão."

"Pronto. Depressão. Concordo com você..." Fiz uma pausa. "Agora, pense comigo: Se uma criança está com meningite, adianta eu dar remédio pra abaixar a febre dela? Adianta remédio pra melhorar a dor de cabeça? Adianta remédio pra melhorar o vômito? Se uma pessoa está com câncer de pulmão, adianta eu prescrever um remédio pra tosse? Se uma mulher está em trabalho de parto, adianta eu dar a ela umas gotinhas de remédio pra cólica?"

Fez-se um silêncio longo. Fui abaixando meu tom de voz até que sussurrasse. Inclinei meu corpo em direção a ela. Dona Lívia chorava.

"E se uma pessoa que foi doada pelo pai para ser criada por outra família quando tinha só 7 anos, foi obrigada a trabalhar ainda criança, apanhou, foi humilhada, abusada, casou-se jovem com um marido violento, apanhou dele, foi humilhada por ele, teve oito filhos que hoje não estão próximos, que não se preocupam com a mãe, uma pessoa que não sai de casa, que não cuida da saúde, que não está tratando da depressão... adianta dar a ela remédio pra dormir?"

Foram longos minutos de um choro intenso e muito sentido. Estávamos de mãos dadas naquele deserto que o consultório se transformou. Éramos melhores amigas de infância, sem que nunca tivéssemos nos tocado antes.

"Minha vida foi essa, doutora Júlia, mas eu nunca tinha pensado em tudo junto assim. Minha tristeza é tão antiga que eu nem sei de onde vem ou quando começou. Já tive muita vontade de contar isso pra alguém, sabe... escrever um livro. Eu entendo os perigos desse comprimido. Sei que ele me faz mal, mas se não for ele vai ser o quê, doutora?"

Olhei dentro dela enquanto segurava suas mãos.

"Dona Lívia, eu não estou aqui pra atrapalhar a vida da senhora. Pelo contrário. Eu quero te ver bem. E é por isso que eu não posso continuar assinando embaixo desse tratamento horroroso que a senhora está recebendo. Me explica! Como eu posso te dar um medicamento que obviamente está te colocando em sérios riscos e não está te ajudando em nada?"

"Doutora, que outra opção eu tenho?"

"Um tratamento real, com psicoterapia, antidepressivos e reavaliações periódicas. Algo que vá te ajudar a se haver com tantas coisas do passado pra viver o presente de forma mais tranquila."

"Tá certo. Eu vou fazer. Eu tava te achando uma chata por não renovar minha receita. Já faço isso aqui no posto há quinze anos. Hoje eu percebi que você tá preocupada com a minha saúde, de verdade."

"Que bom ouvir isso de você. Vamos com calma. Sem radicalismos. Você pode e deve seguir tomando a medicação e reduzindo a dose lentamente. Não podemos tirar esse comprimido de uma vez, senão a senhora passa mal mesmo. Vamos no seu tempo. Você vai me dizendo como está se sentindo e a gente vai respeitando a sua percepção e o seu corpo. Sem afobações."

Penso que quem cuida, quem se propõe a ser a referência de alguém para o cuidado da saúde não pode se furtar a embates como esse.

Quando conhecemos o nosso paciente, quando já tentamos de tudo, é importante considerar esse enfrentamento. Quando a crítica a respeito de seu quadro nunca aparece, isso pode ser necessário. Se é consciente, se não é pessoal, se é friamente calculado, por que não prosseguir?

18. Estar ao lado

Dona Sônia voltou para pegar o risco cirúrgico. Veio com a filha, e eu não sei dizer quem estava pior. Há uma semana, Sônia procurou ajuda. Contou que vinha tendo episódios de diarreia alternados com longos períodos de prisão de ventre.

"Essa confusão já vem durando uns três meses, doutora."

Ela decidiu marcar consulta porque em menos de um mês perdeu 12 quilos. Na ocasião, pedi vários exames, incluindo uma colonoscopia para investigar o intestino. Naquele dia, ela percebeu que não estava bem, mas não quis ouvir sobre as minhas suspeitas.

Hoje ela trouxe os exames de sangue e um eletrocardiograma. Precisava pegar o relatório e levar para o médico que vai fazer a colonoscopia.

Fiz os papéis, entreguei pra ela e segurei sua mão.

"Vai tranquila. Eu tô aqui esperando a senhora."

Ela olhou lá dentro de mim e falou com os olhos marejados:

"É câncer, né, fia?"

"O que a senhora acha?"

"Acho que eu vou morrer."

"E o que a senhora tá sentindo?"

"Eu tô com medo, sá..."

"É normal sentir medo. Eu também tô sentindo, mas não vamos desistir agora, vamos?"

"Isso, não. Quero saber."

"Pois então. Vamos acalmar o coração. A senhora não está sozinha. Seja o que for, a gente vai seguir junto."

"Deixa eu te dar um abraço."

"Só se for apertado."

Ela se virou pra filha:

"Viu, Preta. É normal sentir medo."

Estávamos chorando. As três. Mas estávamos juntas.

19. Bomba-relógio

Glória voltou. Eu, sinceramente, achei que ela não voltaria. Há dois meses esteve na unidade após uma noite em observação na urgência. A glicose estava tão alta que a vista começou a ficar turva. Sentiu as pernas doloridas, pesadas, um mal-estar horroroso.

E Glória cedeu. Fez aquilo que nunca fazia: buscou ajuda. Fiz a primeira consulta. Ela, de poucas palavras, estava ali como quem cumpre apenas o combinado. Nem parecia interessada nas possíveis complicações do seu diabetes. Queria melhorar um pouco e pronto.

Hoje, voltou com o filho.

"Boa tarde, Glória! Que bom te ver outra vez!"

Ela nem me olhou. Contrariada e deprimida, mantinha a cabeça baixa enquanto pegava os papéis para me entregar.

"Os exames."

"Ótimo. E como tem se sentido?"

"Ah", resmungou baixinho, enquanto levantava os ombros naquele gesto de quem não se importa.

Os exames estavam um desastre. Colesterol altíssimo, glicose lá nas nuvens, os rins já dando sinais de adoecimento. Aferi sua pressão e vi que o buraco era mais embaixo. Dezenove por doze! Glória havia emagrecido 3 quilos desde a última consulta. Resultado do diabetes descompensado.

O filho, percebendo minha preocupação, rompeu o silêncio:

"Hoje eu vim, doutora, porque já faz muito tempo que eu não a acompanho, e ela tem andado muito mal. Eu quero ouvir da senhora as orientações pra poder tentar cuidar melhor dela."

E seguiu me contando o que antes era segredo.

"Doutora, minha mãe fuma um maço por dia desde que eu me entendo por gente. Ela bebe desde que eu era criança. Meu pai também bebe muito. Inclusive, neste momento, minha mãe não tem sequer onde morar. Foi expulsa da casa dos irmãos. Acho que eles desistiram dela."

"O que a senhora gostaria que eu fizesse pra te ajudar a melhorar, Glória?"

E ela resolveu falar, enfim.

"Primeiro eu acho que preciso esquecer tanta tristeza que eu já vivi. Porque tem tanta tristeza aqui dentro da minha cabeça que o dia que eu não bebo chega a doer tudo. A dor é forte, e a pinga apaga a tristeza. Eu vou dormir e esqueço um pouco. Mas não tem remédio pra esquecer pra sempre. Então não passa um dia sem eu ter que beber..."

"Glória, a senhora quer tentar melhorar? Porque, se a senhora quiser tentar, eu e outras pessoas aqui podemos te ajudar a buscar esse caminho."

"O problema, doutora, é que ela tá sem casa pra morar. Meu pai bateu nela a vida toda. Ela não quer mais ficar na mesma casa que ele."

"Primeiro eu apanhei do meu pai; depois, do meu marido. Chega. Prefiro ficar na rua."

A pobreza, a falta de estudos, o machismo, a doença. São tantas injustiças! Como é que se controla o diabetes? A pressão alta? Na lista de prioridades de Glória, sobreviver ao marido e à falta de recursos vem antes da insulina.

20. Telefone

"Alô."
"Oi, Vanessa. É Júlia, sua médica."
"Oi, doutora, tá boa?"
"Tudo joia. Cê lembra que eu fiquei de tentar conseguir algumas coisas pra você e pro seu filhote?"
"Lembro."
"Então, meus amigos doaram várias coisas legais. Cesta básica, roupa pra você, pra ele, sapato, brinquedo, xampu, condicionador, leite. Vem cá na unidade pegar."
Silêncio na linha.
"Vanessa?!... Vanessa?! Tá me ouvindo?"
"Tô."
"Você vem?"
"Vou, doutora! Muito obrigada! Eu não tinha mais nada pra comer aqui em casa!"
Estava chorando. Não vão mais dormir com fome.

21. "Doutora, eu quero tomar aquele antidepressivo, de novo"

Conhecia Amanda desde muito antes do seu casamento. E sabia bem do que se tratava aquela angústia.

"Vim pedir sua opinião. O que você acha?"

Às vezes eu tenho a impressão de que os meus pacientes já sabem o que vou dizer, mas perguntam para a gente poder conversar. E é isso que eu faço. Deixo que falem.

"Primeiro, me diga o que você tá pensando."

"Eu não tô dando conta... sabe quando a vida fica pesada? Meu bebê pequeno, marido, casa, trabalho, minha família... preciso de alguma coisa pra me sentir melhor. Preciso estar bem para conseguir cuidar de tudo."

"Certo... Mas não é muita coisa pra uma pessoa cuidar?"

"Não sei... tem hora que eu me acho fraca. Todo mundo consegue! Por que só eu não consigo?"

"Amanda, ninguém consegue. As pessoas tomam remédio pra fingir que conseguem. É diferente. Eu, por exemplo, tentei várias vezes dar conta de tudo e não consegui. Nessas horas, a gente tem dois caminhos. Tomar remédio, maquiar uma situação, fingir que carregar o mundo nas costas é normal e seguir judiando do nosso corpo e das nossas emoções, ou tentar reduzir o que é possível da carga que carregamos."

"Eu já tomei uma vez e me senti melhor. Eu estava mal e fiquei bem."

"Ok, acho uma decisão legítima. Você pode chegar à conclusão de que precisa do remédio de novo. Eu só não quero que você tome uma decisão tão importante sem se aprofundar minimamente nessa reflexão. Será, então, que o remédio é o recurso pra toda vez que você ficar mal?"

"Mas como eu vou lidar com os problemas que todo mundo joga diariamente em cima de mim?"

"Você pode, diariamente, devolvê-los para os seus respectivos donos ou pode se dopar de remédio pra achar que dá conta de todos eles. Tomar pra si esse rótulo de melhor filha, esposa perfeita, mãe zelosa, irmã exemplar, amiga adorável e funcionária do mês. É uma opção, sim. E eu respeitarei se esta for sua decisão."

Ela estava chorando.

"Amanda, você quer conversar com a Gabi, psicóloga da nossa equipe? Eu acho que isso vai te fazer muito bem. Vocês conversam e depois você volta aqui para gente decidir juntas sobre o remédio. Que tal?"

"Eu já decidi. Só tô triste porque não sei como devolver os problemas dos outros que eu peguei pra mim."

"Dizer 'não' é difícil, minha querida. É preciso estar muito segura e resolvida com você mesma e com as suas próprias questões pra conseguir falar um 'não' para alguém. As pessoas que estão acostumadas a ouvir o nosso 'sim' sempre vão estranhar. Muitas delas vão se afastar, e isso é ótimo. É sinal de que só se interessavam pelo que fazíamos por elas. Sabe, minha querida? Dizer sim pra todo mundo significa dizer não pra gente o tempo todo. Significa não ter tempo nem energia para nos dedicar a nós mesmas. A gente, que é mulher, foi educada assim. Estar sempre disponível, mesmo que isso signifique abrir mão do que queremos fazer de verdade."

"Ouvir você falando me fez pensar que dizer uns 'nãos' é uma boa ideia. Vou começar a experimentar."

22. A miséria, os miseráveis e os canalhas

Camila mora em uma ocupação. São dezenas de pessoas se abrigando em um casarão sujo, perigoso e sem qualquer infraestrutura que torne a vida digna ali. No mesmo cômodo, moram suas duas irmãs e nove crianças. Ela toma conta do seu bebê, dos outros dois filhos e dos seis sobrinhos, enquanto as irmãs tentam garantir o sustento em qualquer subemprego. Lá não tem luz, não tem água limpa, não tem cama, não tem nada. Ou melhor, tem ratos. Ratos e baratas atrapalhando o sono das crianças todas as noites.

Camila foi para uma consulta de pós-parto. Rotina. Estava sem queixas, e eu aproveitei o encontro para falar da escolha de um método contraceptivo.

"Camila, e aí, vamos colocar o DIU mesmo? Você escolhe o dia e a gente coloca rapidinho. Com dois filhos e um bebê novinho em casa, correr o risco de engravidar não é uma boa opção, né?"

"Doutora, pode ficar tranquila! Um político que tá tentando se eleger foi lá em casa e falou que vai me dar a ligadura."

"Camila, você não precisa aceitar isso de favor. É um direito seu."

"Fica tranquila, doutora. Eu não vou votar nele, não. Eu sou esperta."

"Quando esse tipo de gente se elege, eles não fazem nada por quem precisa. O que eles querem é manter as pessoas bem miseráveis pra depois poderem trocar o voto delas por aquilo que na verdade é delas por direito."

"É verdade, doutora... A senhora é política?"

"Sou não."

"Pois devia ser."

23. Três maços por dia

Reginaldo me procurou depois de muito tempo pensando se devia mesmo se consultar.

"Preciso da sua ajuda, moça", me disse esfregando as mãos e aparentando ansiedade.

Era um homem jovem, 36 anos, fumando três maços de cigarro por dia. Três maços!

"Preciso parar de fumar, doutora. Vários médicos já falaram que a minha saúde está indo embora com tanta fumaça. Minha esposa vive preocupada comigo por causa disso. Meus filhos sempre pedem pra eu parar. Mas é muito difícil, moça. Preciso de ajuda."

Quando a gente está de frente para um homem tão jovem fumando sessenta cigarros por dia e já colhendo os efeitos desse hábito (pressão alta, tosse, fôlego curto), a tentação de fazer um baita terrorismo e simplesmente mandá-lo parar a qualquer custo é enorme. Enorme e ineficiente. Eu tenho consciência que isso está longe de ser efetivo. Por isso guardei minha ansiedade no bolso e fui entender que diabos estava acontecendo com ele.

Reginaldo era motorista de caminhão havia quase uma década. Viajava horas a fio, chegando a trabalhar dezessete horas em um único dia. Tem dois filhos que quase não vê. Tenta se fazer presente pelo telefone. Come na estrada o que dá para comer.

Em casa, fuma pouco. A convivência com a família é tranquila. No caminhão, fuma sem parar. Queixa-se da cobrança do chefe, do medo de assalto nos postos de gasolina, da responsabilidade que o trabalho exige.

Foi conversando com ele numa consulta longa que entendi o que o cigarro significava na sua rotina. Percebi que apesar de ter ido buscar ajuda médica com o discurso do desejo de parar de fumar, quem queria mesmo que ele parasse era a esposa, eram os médicos que o atenderam, eram os filhos... ele mesmo não queria parar. Não ainda. Estava indeciso, balançando entre o prazer da fumaça e a consciência dos danos.

Engoli minhas certezas e resolvi fazer o que precisava ser feito.

"Eu acho que eu posso te ajudar, sim, mas antes eu preciso que você volte pra sua casa e pense sobre o que nós conversamos aqui."

E assim combinamos. Ele saiu sem receita, sem remédio, sem nada. Nada além de um papel onde ele poderia escrever suas reflexões e trazer em uma próxima consulta. Não era possível dar um próximo passo sem saber o que ele queria de fato.

"Quando você tomar uma decisão, volte e vamos conversar para traçarmos uma estratégia que faça sentido para você e para a sua realidade."

E ele voltou! Duas semanas depois. Reginaldo estava totalmente diferente. Havia saído daquela situação de dúvida e ambivalência para uma postura de decisão.

"Eu tô pronto pra parar, doutora! Vou tentar com todo o meu empenho. Você pode ter certeza."

Esses pequenos detalhes fazem toda a diferença. Uma prescrição precipitada de um medicamento pode queimar fichas importantes em situações como essa. Dessa vez, deixei na receita os comprimidos e o adesivo de nicotina que iriam ajudá-lo naquela primeira fase. Orientei detalhadamente e dei algumas dicas sobre como lidar com a fissura nos primeiros dias. Combinamos um retorno em duas semanas e ele cumpriu.

Reginaldo voltou com um sorriso sincero e vitorioso.

"Dez dias sem o cigarro, doutora. Ainda tenho passado por momentos muito difíceis, mas tenho usado algumas técnicas pra lidar com a ansiedade e segurar a vontade de fumar."

Ao final da consulta, Reginaldo, já de pé, despediu-se, e em uma frase resumiu o que entendi como a explicação do seu sucesso:

"Eu já tinha usado esse comprimido e esse adesivo antes, mas foi uma coisa de fora pra dentro. Os médicos me passaram, mas eu mesmo não achava que parar era importante. Eu mesmo não estava convencido de que eu precisava agir. Eu ia para as consultas porque minha esposa marcava. Dessa vez, foi diferente. Foi de dentro pra fora. Como se eu mesmo tivesse passado esse remédio pra mim. Por isso que tá dando certo."

Era exatamente aquilo. E ele, inteligente como era, soube fazer essa leitura precisa e poética sobre o seu despertar. Eu me encho de felicidade com essas coisas.

24. Ser mãe preta

Ana Lúcia era uma menina. Sozinha e recém-chegada a uma cidade nova, do alto da sua inexperiência e dos seus 23 anos, três filhos pequenos e um marido que precisou viajar 400 quilômetros por causa de um emprego, ela me procurou na unidade. Carregava seu bebê no colo, enquanto uma vizinha cuidava dos dois mais velhos do lado de fora do consultório. Em pé, tentando acalmar o filho de 1 ano com um balançar suave, que ia e vinha embalando seu sono, Ana me fez uma pergunta inquietante:

"Doutora, como a gente sabe que a educação que a gente está oferecendo para os nossos filhos está certa?"

Fiquei em silêncio por alguns segundos, esperando que ela completasse sua fala.

"Não tenho família aqui e estou me sentindo muito perdida. Cada pessoa fala uma coisa e eu não sei mais como agir. Eu soube que a senhora também é mãe. Seu jeito é parecido com o meu... por isso que eu vim te perguntar."

É cada coisa que nos acontece nesta vida de médica de família! Veja lá se eu tenho condições de responder uma pergunta como essa! Como é mesmo o "jeito certo" de educar nossos pequenos?

Ana Lúcia, mulher negra, três filhos negros, dois meninos e uma menina. Pobres, favelados. Uma mulher interessada em fazer o seu melhor como mãe, e o que eu tinha para dizer a ela? Nada.

Eu acho que a história bonita desse nosso encontro começa aí. No meu reconhecimento de que ambas somos mulheres, mães e cheias de incertezas e dúvidas, preocupadas com nossos filhos, bem-intencionadas para criá-los com amor, mas sem posições hierarquizadas de alguém que detém um saber e outra que nada tem a ensinar.

"Poxa, Ana, fico muito feliz por você ter tido essa confiança em mim. Não sei se eu sou capaz de te dar respostas, mas acho que podemos conversar para que a gente aprenda juntas."

"Eu vim porque me falaram que você é uma médica que conversa."

"Então, me diga. O que você tem pensado sobre isso?"

"Penso tanta coisa... sou nova, inexperiente... meus pais já não estão mais aqui. Na minha infância, eu fiquei muito jogada. Pulava de casa em casa, cada hora sendo cuidada por um parente. Apanhei muito, fiquei de castigo... a única pessoa que eu levo de lembrança boa no coração é a minha avó. Doutora, ela me deu muito amor. Aliás, foi a única pessoa que me amou. Hoje, o que eu faço com meus filhos é lembrando do que ela fazia comigo."

Meus olhos marejaram.

"Sabe doutora, eu vim pra saber sua opinião porque outro dia uma vizinha me falou que o jeito que eu crio meus filhos vai estragar eles. Que eu mimo demais, que o mundo é duro e não tem lugar pra gente mimada."

"E o que você achou disso?"

"Olha menina, eu vou te dizer. Essa moça que me disse isso não pega as crianças dela no colo. Não sei se ela não teve a sorte que eu tive de receber amor de alguém... não sei... só sei que ela é seca. Outro dia, a gente tava no portão e eu comentei com ela que tinha assistido a um vídeo na internet falando de criação de filho, e a moça no vídeo falava que consolar o bebê que tá chorando não estraga ele. Pelo contrário, deixa a criança mais esperta. E fica uma criança melhor. Mais feliz."

"E o que ela achou dessa teoria?"

"Ficou rindo de mim. Falou que preto, pobre e favelado tem que aprender a se virar na vida. Que eu tô achando que meus meninos são filhos de rico. Ai, doutora, olha isso! E se eu estiver fazendo tudo errado?"

"O que você sonha para os seus filhos?"

"Doutora, eu e meu marido, a gente dá muito amor pra esses meninos. Ele vem uma vez por mês e a gente fica igual criança com eles. Brinca no chão, joga bola, vê filme. Dorme todo mundo na nossa cama. É uma festa! Mas às vezes eu fico com medo."

"De quê?"

"De que eles cresçam fracos pra enfrentar esse mundo. Esse mundo é cruel, doutora."

"Sim. Tem muita crueldade no mundo, sim. Mas esse mundo também tem a doçura de pessoas como vocês, Ana Lúcia!"

"Doutora, você sabe que na favela, as coisas são diferentes."

"Eu sei e por isso eu entendo a sua preocupação. Mas deixa eu te contar uma coisa. Aliás, várias coisas. A primeira: que bom que você recebeu esse amor lindo da sua avó. Ele está te salvando! Inspire-se nele, mesmo! Eu sei da sua preocupação em fazer dos seus filhos adultos fortes, seguros, capazes de enfrentar esse mundo em que a gente vive. Nossos ancestrais negros cresceram debaixo de um chicote, dormindo acorrentados, expostos às piores condições de vida, de trabalho... por muitos anos, o que eles fizeram foi sobreviver. Resistir para que hoje a gente estivesse aqui. Muitas de nós, mulheres negras, achamos que temos que criar nossos filhos sem mimo, sem colo, sem afagos pra que eles cresçam capazes de enfrentar a dureza dos que nos chicoteiam ainda hoje."

Ana Lúcia estava chorando.

"Preta, se você quer saber a minha opinião, eu acho que você e seu marido estão fazendo tudo certo. Sua vizinha ainda não consegue entender isso. Talvez um dia ela consiga, ou os filhos dela consigam. Você já entendeu. Já sabe que, pra criar gente forte e segura, a gente precisa dar amor, afeto. Criança criada com esse apego, com esse carinho que vocês dão, são crianças com muito mais chance de serem felizes, são crianças com mais inteligência emocional, são crianças mais capazes de enfrentar inclusive a dureza desse mundo."

"Ai, doutora, que diferença que é conversar com alguém que entende a gente!"

Mais do que entender Ana, eu me vejo como ela. Apesar de ter crescido protegida de tantas coisas e ter tido acesso a tantas outras que Ana não teve, eu olho para as minhas origens e vejo Ana nos cuidados de minha avó Dorcília. Muito do que eu sou como médica de família vem das coisas que eu ouvi e vi sobre ela. Mais do que entender Ana, eu a admirava.

25. Teimoso

Final de expediente de uma terça-feira cansativa e eu estava aproveitando uma folga na agenda para discutir uns casos importantes com a nossa assistente social. Já estávamos terminando a conversa quando a enfermeira me chamou:

"Júlia, tem um senhor dizendo que perdeu a receita e que só precisa de outra pra pegar os remédios."

Com seus dados, entramos juntas no prontuário do bonitão. 75 anos, duas consultas na unidade. As duas pelo mesmo motivo. Perdeu a receita e veio pegar outra. Nas duas, a médica registrou que o paciente sequer sabia a dose correta dos remédios. Dizia que usava insulina mas não sabia o quanto. Não pensei duas vezes:

"Vou chamá-lo para uma consulta! Quero conversar com ele."

Nelson era daqueles homens difíceis. Contrariado por ter que conversar comigo, me destratou do começo ao fim... mas o que a gente não passa para fazer o que precisa ser feito, não é mesmo?

No começo da carreira, essas coisas costumavam me incomodar muito. Com o passar dos anos e com muito estudo, fui entendendo e aceitando a influência que o contexto cultural, social e econômico exerce sobre as pessoas e sobre esse tipo de comportamento.

A forma como cuidamos ou não da nossa saúde também é permeada pelas performances autorizadas a cada gênero. Comumente, homens são teimosos quando o assunto é buscar ajuda. Ainda hoje, eles são socializados de forma a nunca deixar que apareçam suas fragilidades e, assim, vão atrasando diagnósticos, tratamentos e colhendo os frutos desse comportamento. Depois daquele primeiro encontro, descobri muitas coisas sobre Nelson e sobre o quanto ele era machista, violento e ignorante.

De tão descompensado, negligenciado e mal controlado do diabetes, Nelson já estava cego de um olho e quase cego do outro. Não havia registro de um único exame laboratorial em seu prontuário! Nenhum! Quando perguntei quanto de insulina tomava, ele falou:

"Eu tomo uma seringa cheia!"

Ou seja, não sabia a dose que usava. Coitado!

"Seu Nelson, é muito perigoso prescrever uma dose desconhecida, sem qualquer referência do quanto você usa de fato. Isso é tão sério, que uma dose mais alta pode até matar. Eu sugiro que a gente dose a glicose agora, aplique uma quantidade de insulina que resolva o problema até amanhã e de manhã a gente se encontre de novo com mais algum familiar do senhor que possa nos ajudar nessa organização da prescrição. O que o senhor acha?

Esse homem ficou transtornado. Não aceitou de maneira alguma quando eu disse que não poderia renovar a receita e ameaçou reclamar até com o prefeito. Tentei contornar a situação, mas ele ficou agressivo. Achei que eu fosse apanhar. Mas não havia o que fazer.

No dia seguinte, entramos em contato com a família e iniciamos uma trajetória que poderia nos levar a condições mais adequadas de cuidado.

Seu Nelson não era um homem bom. Não era parte do meu trabalho julgá-lo dessa maneira, mas foi reconhecendo esse julgamento que pude aceitar também as minhas limitações ao lidar com ele. Foi entendendo que minha posição diante dele já não era neutra que percebi a necessidade de pedir ajuda.

Nelson era violento com a esposa de diversas formas. Eles eram casados havia quase quarenta anos e ele seguia, mesmo já debilitado, humilhando-a diariamente. Os xingamentos variavam do "vagabunda" ao "imprestável". Dormia fora, deixava-a em casa sem dinheiro por dias e mais dias, e quando voltava maldizia a ela e à casa. Gritava que 'bom mesmo era o lugar onde ele estava com sua amante'. Enquanto tinha forças, Nelson a agrediu fisicamente e aos filhos. Ele bebeu durante toda a vida. Parou recentemente porque estava mais difícil se equilibrar sozinho.

Sua esposa era uma mulher que surpreendentemente trazia consigo uma doçura quase inexplicável após anos de convivência com o amargor de Nelson. Uma pessoa cheia de talentos, de coração bom, muito batalhadora e que mesmo com todas essas dificuldades sobreviveu guardando em si uma ternura incomum... mas como doía olhar para ela. Como custa contemplar suas cicatrizes tão remendadas e suas dores tão silenciadas pela Igreja, por nós, profissionais de saúde, pela família... Maria Célia, o nome dela. Uma sobrevivente.

Seu Nelson era um sujeito profundamente adoecido e fruto de uma sociedade muito disfuncional. Ser violento, objetificar a esposa e outras mulheres, como ele fez comigo, desrespeitar, não se permitir cuidar da própria saúde, não reconhecer seu adoecimento. Isso é ser homem nesta sociedade. Nisso, ele não está sozinho. Há muitos como ele, que também aprenderam a ser assim desde a infância. Além disso, Nelson não teve escola nem qualquer outro lugar para repensar e refazer suas certezas de macho. Um homem negro, que seguiu dando de cara em muitas portas fechadas vida afora.

Com o tempo, quem quer entender o porquê das coisas percebe que o suporte social precário dá nisso. A falta de educação formal também limita muito o sujeito no entendimento dos seus problemas.

Talvez Nelson não tenha muitas chances.

26. A dor do outro

"Oi, doutora Júlia. Eu, outra vez. Já tô até com vergonha de vir aqui."

Clarice já era minha conhecida. Mãe de um casalzinho lindo, muito saudável e esperto. Uma mãe cuidadosa, sempre muito educada com todos na unidade. Apenas me intrigava sua enorme preocupação com a saúde dos filhos. Um espirro que fosse já era suficiente para que nos procurasse.

"Vergonha de quê, Clarice? Que bobagem. Senta. O que houve com o Túlio? Como ele passou desde ontem?"

"A gripe persiste, não tá melhorando nada. Tô preocupada. Ontem à noite, teve febre de novo. Dois dias já! Nariz continua escorrendo, uma tossezinha... nossa, meu medo é virar pneumonia!"

"Deixa eu examinar o Túlio."

Frequência respiratória normal, sem ruído estranho no pulmão, espertinho, ativo, hidratado, mantendo alimentação... Tudo certo. Pelo menos, com ele.

"Você é muito cuidadosa, Clarice. Túlio está indo superbem. Achei que ele está melhor que ontem. Sem febre, ativo, espertinho. Acho que podemos ficar tranquilas. Mantenha a mesma observação que te orientei ontem. Se você achar que algo está estranho, traz ele outra vez que eu reavalio."

Senti um alívio imenso no seu olhar.

"Clarice, confie mais em você. Você cuida tão bem deles!", disse enquanto digitava os dados do pequeno no computador. Era para encorajá-la e fazer com que ela se sentisse mais confiante. Mas quando vi, Clarice estava chorando.

"Eu sei que não preciso vir. Sei que trago eles aqui muitas vezes por bobagem, doutora, mas há dois anos eu peregrinei por essa cidade com a minha filha queimando em febre e me mandaram pra casa dizendo que não era nada. Mesmo eu pedindo muito para que a examinassem, dos três médicos que a atenderam, nenhum se levantou da cadeira para examiná-la. Minha bebê cada dia mais sonolenta, mais molinha... No terceiro dia, uma pediatra abençoada olhou minha filha com todo carinho. Era meningite. Ela morreu."

Fiquei paralisada diante daquela mulher e da sua dor. Uma mulher de traços indígenas, um longo cabelo negro e liso. Um olhar profundo de dor e medo. Clarice lutava com o seu companheiro para sobreviver a tantas adversidades em uma cidade distante milhares de quilômetros da sua. Longe da família e tendo que lidar com a dor de perder a filha ainda bebê nessas condições.

Essa é a desumanização que mata. Desde que comecei a escrever sobre os meus encontros com meus pacientes, universidades e outras instituições começaram a me convidar para falar sobre a humanização da assistência à saúde.

No começo da minha caminhada como médica, eu pensava que humanizar era uma questão de intenção. Bastava querer cuidar. De fato, esse é um ingrediente muito importante, mas é só um. A desumanização não nasce na assistência à saúde. Essas pessoas são coisificadas e desumanizadas na escola, no banco, na padaria, no shopping, na farmácia, no fórum, na rua de casa. De algum modo, percebemos esse grande outro, esse humano diferente de mim, como um sujeito a quem posso negar humanidade. É assim que se dá.

Nossa socialização é feita dentro desse contexto. Aprendemos desde sempre, e quando adultos manifestamos o que foi aprendido como algo natural. Essas primeiras percepções colonizam a nossa subjetividade. O que é bonito, o que é bom, o que é certo. Tudo isso é aprendido.

Os dispositivos culturais vão reforçando isso ao longo da vida. O que consideramos digno de ser chamado humano? Com quem se parecem as pessoas que vemos nos veículos de comunicação e o que cada uma delas está fazendo?

Na televisão, o que fazem os homens brancos, jovens, magros, heterossexuais, ricos e bem-vestidos? Como eles se comportam? O que eles falam? Em quais ambientes eles são filmados? Qual trilha sonora emoldura a história que contam sobre eles? E as histórias que contam sobre eles é a respeito de suas conquistas ou sobre seus fracassos?

E quando falam de homens e mulheres indígenas? E quando falam de pessoas negras? E quando são travestis e transexuais?

É a nossa socialização em uma sociedade que desumaniza e coisifica esse outro, antítese de um ideal de humanidade, que nos faz ter de falar de humanização dentro de um consultório médico, onde dois seres humanos se entendem, ou deveriam se entender.

A verdade é que não tratamos qualquer um de qualquer forma. Os destituídos de humanidade são sempre os mesmos e são parecidos entre si. Só se deixa de examinar uma criança sonolenta e febril, sem melhora há mais de três dias, mesmo após passar em três médicos diferentes, quando já não consideramos mais a sua humanidade.

A desumanização dessas pessoas é muito mais ampla. É sistêmica. Não há saídas pontuais ou remendos possíveis. Há que se promover mudanças estruturais, radicais, que tragam a elas o direito de serem vistas como gente.

27. Um dia frio

Há muito amor nas emergências. Há pessoas ali vivenciando travessias de mares revoltos. Quem vê de fora pode pensar que somos frios, com o coração de pedra, mas nos pronto-atendimentos acontecem grandes transformações humanas todos os dias. Talvez, pela clareza do efêmero da vida. Talvez, pela nítida impotência que se vive diante do inevitável fim.

Eu costumava dar plantão aos domingos durante a minha residência. Aquela era uma manhã fria de inverno e já passava das oito horas. Eu havia avaliado os pacientes em observação e ia começar a chamar os que aguardavam atendimento na recepção da Unidade de Pronto Atendimento, a UPA, quando o enfermeiro veio avisar.

"Doutora, dois pacientes chegaram juntos na sala vermelha. Você pode assumir um?"

Era o seu André. Deitado, vestia apenas uma bermuda encharcada de urina. Inverno gelado, e ele não usava sequer uma peça seca de roupa.

"O que houve com ele?", perguntei para a acompanhante.

"A porta da casa dele estava aberta e eu o encontrei deitado no chão da cozinha. Gelado. Achei que estivesse morto. Sou vizinha dele. Moramos no mesmo corredor."

"Ele tem algum problema de saúde?"

"Que eu saiba, só bebida, doutora."

"Me aguarda lá fora, por favor. Daqui a pouco eu vou lá pra gente conversar."

Seu André era um homem de 60 anos. Gelado, não acordou quando chamado. Pressão: 13 por 9, temperatura: 34 graus. Glicose muito baixa: 38. O cheiro de bebida era forte, mas havia também o forte cheiro de vômito e urina.

Fizemos glicose na veia e rapidamente ele acordou. Começamos a aquecê-lo com compressas quentes, luz quente, cobertores. Roupas limpas e secas e, em 30 minutos, seu André, encolhido debaixo de duas cobertas, olhou pra mim e sorriu.

"Aqui é a UPA, é?"

"É sim. O senhor se lembra do que aconteceu? Sabe como veio parar aqui?"

"Lembro..."

E fez uma longa pausa, como que fosse contar o que bebeu na última noite. Mas o que ele queria falar ia além.

"Eu era casado, tinha emprego, carro, casa, era feliz. Minha esposa morreu e eu não aguentei de tanta tristeza. Já são dois anos nessa vida. Acho que nunca mais vou ser o mesmo André que eu era. Foi por isso que eu vim parar aqui."

"O senhor correu muito risco. Está fazendo muito frio e o senhor passou a madrugada inteira molhado, deitado em um piso gelado, sem comida e alcoolizado. A glicose caiu, a temperatura do seu corpo também."

"Não sei se vou aguentar, doutora. A senhora é nova. Não deve entender dessas coisas de amor."

"Ah, seu André, infelizmente eu entendo mais do que gostaria."

"Sério?!", perguntou com olhos arregalados. "Mas você parece ser tão feliz."

"Eu sou, mas já passei uns perrengues nessa vida. Meu coração andou bem gelado por uns anos." Olhei para o termômetro que apitava em seu braço: "trinta e seis graus. Agora está mais quente!"

"O coração?" André perguntou sorrindo.

"Isso! Agora ele está bem quentinho porque eu encontrei um novo amor."

"Minha vizinha disse que eu preciso me dar uma nova chance. Ela me conhece há muitos anos. Eu acho até que ela está interessada em mim. Apesar de tudo, devo ser um homem de sorte. Ela é uma pessoa maravilhosa e eu acho que faríamos bem um ao outro, mas primeiro preciso me cuidar, sair dessa situação, voltar a trabalhar. Tenho uma oficina, doutora. E depois que eu estiver bom outra vez, quem sabe ela ainda queira conversar."

"Por acaso ela é uma senhora negra, muito bonita, muito elegante?"

"Sim, é ela. Como a senhora sabe?"

"Foi ela quem trouxe o senhor. Ela está aguardando notícias ali fora."

E ele sorriu.

"Vou lá dizer que o senhor está melhor."

"Só falta esquentar o coração", disse tímido, bem baixinho.

"E você quer que eu diga isso a ela?", rimos, de novo.

"Pode dizer. O nome dela é Carmen."

Fui até o corredor e encontrei Carmen com um terço nas mãos.

"Dona Carmen, André já está bem melhor. Deve ficar em observação e fazer alguns exames. Chegou com a temperatura muito baixa e com a glicose de 38. Já corrigimos isso. A senhora pode aguardar aqui ou pode ir pra casa e voltar à tarde para visitá-lo."

"Doutora, você disse a ele que eu estou aqui?"

"Sim."

"E o que ele disse?"

"Ele disse que é um homem de sorte."

E sorrimos.

"Vou em casa descansar, volto mais tarde para visitá-lo... Muito obrigada, doutora. A senhora pode dizer a ele que eu também me sinto uma mulher de sorte?"

"Posso. Mais tarde, na reavaliação, eu falo."

E foi andando em direção à porta. Eu caminhei para o consultório, peguei a próxima ficha e, antes de chamar o paciente, dei umas risadas e pensei no quanto eu sou meio maluca, no quanto meu chefe me mataria se soubesse que eu comecei o plantão fazendo "correio elegante" e no tanto que eu acho que seu André e a dona Carmen formariam um casal lindo demais.

28. Meu coração em pedaços

Joana entrou sem ser chamada, entre uma consulta e outra, causando alvoroço na sala de espera. Era um dia de acolhimento cheio e muitas pessoas me esperavam desde cedo.

Ela vinha com o cabelo mal penteado, as roupas malcuidadas, o rosto cansado, chinelos velhos e uma bolsinha de criança, onde guardava documentos e umas moedas.

"Doutora, como faço pra falar com você?", perguntou enquanto chorava. "Tô com dor de cabeça, preciso de um relatório."

"Conversa com o Carlos no acolhimento", respondi, enquanto trocava o lençol da maca.

Uma hora depois, Joana reaparece para a consulta. Aparentemente mais calma, segurava alguns papéis trazidos da recepção.

"Doutora, eu vim pra ver a dor de cabeça, pegar um relatório pra perícia, e tem uma dor aqui nesse braço, dor nas vista. Sinto um aperto aqui, ó...", e passou a mão sobre o coração. "Tem mais coisa, mas não tô lembrando. Meu cabelo tá caindo e tô dormindo muito. Não sei se é do aneurisma."

Deixei que falasse e ela continuou:

"Consultei com o neurologista. Só pediu exame e passou remédio de comprar. Não tenho dinheiro, cortaram meu benefício. Mandaram eu voltar a trabalhar. Como? Como, doutora?"

Eu que pergunto! Joana gaguejava, tremia, andava com dificuldade. Há dois anos, um aneurisma rompeu caprichosamente dentro da sua cabeça. As sequelas em seu corpo eram muitas, mas a sua maior tristeza não se via nos exames:

"Levaram meu filho, doutora!"

Antes trabalhadora e cheia de sonhos, Joana viu sua vida ruir. Depois da longa internação hospitalar para se recuperar do grave quadro que a tomara de assalto, chegou em casa e soube que seu ex-marido, um homem violento de quem havia se separado por não aceitar mais apanhar, tinha levado seu filho embora para São Paulo.

Joana me mostrou uma foto dela com o filho tirada há dois anos. Nem parecia ser a mesma mulher que eu via sentada em minha frente. Estava com o coração destruído.

Reajustei a dose dos medicamentos, pactuamos algumas avaliações laboratoriais e uma conversa com a assistente social da unidade. Já na porta, indo embora, eu profundamente comovida com sua tristeza, ouvi seu desabafo:

"Preciso ficar boa logo para buscar meu filho antes que ele se esqueça de mim. Enquanto ele lembrar das coisas boas que fizemos juntos, ainda tenho esperança."

Eu a abracei forte e chorei com ela.

"Vamos correr o mais rápido que pudermos. Vamos fazer tudo que for possível. Te dou a minha palavra."

Mundo injusto!

29. Procura-se uma mãe

Bia chegou com a mãe, mas foi ela que veio na frente. De mãos dadas com Margarete, Bia era quem puxava e dava direção. Sentou-se na cadeira mais próxima da minha mesa enquanto a mãe se ajeitava na outra cadeira. Perguntei como poderia ajudar, e foi Bia quem tomou a frente da consulta e respondeu:

"É que eu me sinto muito nervosa."

Mas Bia era uma criança de 9 anos e 8 meses. Isso. Uma criança a carregar a mãe.

"Nervosa, Bia? Me conta direito. O que está acontecendo?"

Ela colocou as mãozinhas pequenas e negras sobre a minha mesa, como faria uma mulher.

"Ai, é muito difícil. Fico preocupada com as coisas lá em casa. Tento não ficar nervosa, mas não tem jeito. Preocupo se vai dar pra pagar as contas, preocupo se vai ter dinheiro pra comprar comida, preocupo se vai ter briga, se vai ter polícia no morro."

Era uma menina, mas falava como uma mulher. Margarete olhava para baixo como uma criança que não sabe a quem se dirigir. Eu já conhecia sua história. Uma mulher muito trabalhadora que, depois de um acidente no trabalho, precisou fazer uma cirurgia no ombro e outra no joelho. Ficou afastada e agora havia perdido o benefício, apesar de não ter a mínima condição física de voltar a trabalhar. Com outros problemas de saúde que pioraram, com a depressão que se aprofundou, com as dores pós-cirúrgicas, a mulher batalhadora havia se tornado frágil e apática.

"E você, Margarete, o que está achando?"

"Não sei, doutora Júlia. Lá em casa, as coisas ficaram muito difíceis. Não passei na perícia de novo. Não consigo dinheiro pra nada. Não consigo trabalhar. Não estudei, né, doutora. Só sei fazer limpeza. Meu ombro não ajuda."

Bia colocou as mãozinhas no rosto, depois na cabeça e começou a se balançar enquanto puxava para trás os cabelos presos em um coque.

"Tá vendo, doutora? Por isso que eu fico nervosa. Tenho medo de não conseguir resolver tudo isso."

Vendo a mãe fragilizada, Bia tornou-se, ela mesma, a mãe que precisava ter. Tinha preocupações de mãe, gestos de mãe, falava como mãe, mas era só uma criança brincando de adoecer.

30. À deriva

Não sei seu nome, mas a avistei com ares de dúvida, meio perdida na recepção da unidade. Era uma manhã fria. Muitas pessoas aguardavam atendimento e ela tentava decifrar o que estava escrito em cada porta, como a buscar o lugar certo para si e sua família.

"Posso ajudar? Você está perdida?", falei enquanto entrava para o consultório.

"*No, no, no*", disse levando as mãos até o cabelo. Não falava português.

Minutos depois, ao sair do consultório, passei por ela novamente. Estava de mãos dadas com o filho e o marido, já na fila da sala de vacinas, conversando em outro idioma.

Negros retintos, muito belos, de sorriso impecável, cabelos impecáveis, cheirosos, elegantes. Nobres irmãos da realeza.

Sorri e abaixei a cabeça em sinal de reverência. Fiz para que soubessem que para mim eles são bem-vindos e que aquele serviço de saúde também é para eles. O mundo é de todos. Migrar é um direito.

31. Sua consulta, minha cura

Inês entrou no consultório e o meu coração gelou. Não estava preparada para vê-la, ainda. Fui tomada por uma vergonha, um medo e uma tristeza quase incapacitantes. Quis que aquele momento nunca tivesse chegado, mas era a hora.

A última vez em que eu estive com ela, havia pouco mais de dois meses, foi em uma consulta do seu marido, João Neves. Ele mal conseguia se segurar em pé. Fraco, indisposto, queixava-se também de uma dor no peito. Parecia coração.

Havia dez anos, João convivia com o diabetes. Não cuidava, não tomava remédio, abandonou a insulina, comia sem regra. A natureza vinha avisando e ele decidiu procurar ajuda médica.

Estava quase se aposentando e foi em busca de saúde para curtir os netos e aproveitar com sua "dona", como ele dizia, os anos que tivesse pela frente.

Muitos exames pedidos, insulina iniciada, dose ajustada, tudo indo bem. As dores e a fraqueza desapareceram, os exames do coração não mostraram nenhum comprometimento. Ele chegou se gabando de ter corrido mais do que precisava na esteira.

A família estava feliz com a sua recuperação, e eu também, mas essa vida é um mar de incertezas em que a gente nada perdido, pensando que controla alguma coisa. Controla nada!

João chegou no posto no fim de um dia cheio. Queixava-se de enjoos e de alguns episódios de vômito desde a manhã. Minha agenda estava lotada e um colega o atendeu. Ao sair do consultório, encontrei com João e seu filho indo embora.

"Estou bem melhor, doutora."

"Volta amanhã cedo que eu te reavalio."

E assim combinamos.

No outro dia ele chegou queixando-se de algum enjoo ainda. Examinei. Tudo absolutamente normal.

"Tá sentindo alguma dor?"

"Não. Só meio indisposto."

Pedi que ele fosse até a sala de medicação para receber alguns comprimidos e que me aguardasse, pois queria reavaliá-lo em uma hora. Quando cheguei para examiná-lo, João estava sentado, conversando com o filho.

"A medicação foi ótima, doutora. Não tô sentindo mais nada. Isso deve ter sido aquele sanduíche que comi. Vou embora ver o jogo."

Foi pra casa, viu o jogo, dormiu e morreu. Assim.

Quando eu soube da notícia, quase caí da cadeira. Uma culpa do tamanho do mundo me consumia. Fiquei algumas horas tentando entender o que fiz de errado. Foi tão intenso o que eu senti, que algumas pessoas do trabalho me perguntaram o que havia acontecido. Não conseguia sorrir. Fiquei dias e dias sem conversar com quase ninguém. Ser médica não é uma missão das mais fáceis.

Depois de tudo isso, Inês chegou. Achei que ela trazia raiva, julgamentos e pedras, mas ela trazia a minha cura.

"Como posso te ajudar hoje, Inês?"

"Eu vim só te agradecer por tudo que você fez pelo João. Ele ficou por meses se negando a fazer o tratamento e você, com as suas palavras, foi capaz de convencê-lo a se cuidar. Ele recuperou o gosto pela vida, ficou muito bem nos últimos meses. A pressão controlou, a glicose baixou, as dores sumiram. Ele tinha muito carinho pela senhora. A senhora fez o que podia ser feito, mas a hora dele chegou. Ninguém pode impedir isso. Minha família toda te agradece. A senhora é uma bênção."

E eu chorei. Seu João era uma figura! Era querido por todos no bairro. Trabalhou muito a vida toda e morreu pouco depois de se aposentar. Ele era muito legal comigo e com toda a equipe. Até ali eu carreguei essa tristeza.

Sabe? Esta semana uma paciente disse que a cardiologista dela elogiou meu acompanhamento e disse que ela devia continuar se cuidando comigo. A obstetra que recebeu minha paciente na maternidade elogiou meu pré-natal e disse que teve gosto de ler meu relatório. Sim, essas coisas são gostosas de viver. Reconhecimento de um colega, sensação de que o outro entende e considera o seu trabalho relevante. É bom sentir que estou no caminho certo, mas o que me fez recuperar o fôlego mesmo, e olha que ele estava quase acabando, foram as palavras de dona Inês.

32. Quando o Estado aparece por aqui?

Toda vez que uma mulher me procura, seja por causa de uma mancha no rosto, uma unha encravada, uma queda de cabelo, uma depressão, um corrimento, qualquer coisa, eu pergunto se ela tem filhos, se ela deseja ter mais filhos, quando deseja engravidar e qual método anticoncepcional ela está usando.

Quando um homem me procura por qualquer motivo, eu pergunto se ele usa preservativo, se tem parceira fixa, se deseja ter filhos e como estão se prevenindo nesse sentido.

Eu fiquei tão neurótica com isso que quando estou muito apertada, cheia de pacientes para atender e com pouco tempo, eu falo:

"Vou te fazer algumas perguntas importantes, que não têm a ver com o motivo da sua consulta, mas é rapidinho."

Tenho encontrado mulheres com enorme desejo de colocar DIU, mas que nem sabiam que ele está disponível na nossa unidade. Homens com desejo de fazer vasectomia, mas que não podem vir em consultas agendadas por conta do trabalho. Mulheres hipertensas, diabéticas, com mais de 40 anos, usando pílulas inadequadas para pessoas com essas condições de saúde. Mulheres que desejam ter filhos, mas que nunca conseguiram engravidar e jamais foram avaliadas nesse sentido. Pessoas com múltiplos parceiros a quem o sistema de saúde nunca ofereceu testes rápidos para diagnóstico precoce de infecções sexualmente transmissíveis.

São pessoas muito pobres, sem acesso à informação de qualidade sobre planejamento familiar, sem tempo para cuidar de si, trabalhadores exauridos da rotina, a quem o Estado só se dirige para dizer a eles que o aborto é proibido.

Eu me embrenhei por necessidade nesta luta por direitos sexuais e reprodutivos. Fiz isso por entender que uma mulher que consegue pensar se deseja ter filho, planejar e decidir quantos filhos pretende ter e quando quer tê-los tem mais chance de conseguir se organizar financeira e emocionalmente para receber essas crianças.

Eu comecei a perguntar para as minhas pacientes de 35, 40, 45 anos que já tinham seis, sete, oito filhos sobre qual era o seu planejamento na juventude. Quantos filhos elas imaginavam que teriam. A grande maioria respondia um, dois, três filhos no máximo. Fico imaginando que o tempo e os recursos financeiros que usam para cuidar de oito seriam muito mais efetivos e suficientes se tivessem que dar conta de um ou dois filhos, apenas.

Durante os estágios de obstetrícia na faculdade, ouvi uma frase diversas vezes. Era uma brincadeira dos funcionários que, ao final de um parto, quando a paciente dizia que nunca mais queria ter um filho, eles respondiam: "Ano que vem a gente se vê de novo". Falavam, como se a anticoncepção fosse uma responsabilidade somente da mulher.

De algum modo, esquecemos que, nas periferias, a maior parte das famílias não tem acesso à informação de qualidade. E suspeito que isso não seja uma falha do Estado, mas um projeto. Um projeto de perpetuação da pobreza.

Mulheres recém-paridas, então! Se não se acostumam com uma injeção que comprovadamente provoca ganho de peso e que pode provocar outros tantos efeitos colaterais, como dor nas mamas, piora do aspecto da pele do rosto, queda de cabelo, alteração do humor e redução da libido, em muitos lugares e em muitas ocasiões, não encontraram um profissional capacitado para garantir seu direito de acessar métodos livres de hormônio, como o DIU de cobre, por exemplo.

Em regiões pobres, uma vasectomia ou uma laqueadura pode demorar anos para ser realizada. Mulheres relatam esperas absurdas para a inserção de um simples DIU de cobre. Muitos casais engravidam enquanto esperam pelos métodos. Outros engravidam pela falha de métodos menos eficientes. O que deveria ser prioridade nunca é. E assim vamos perpetuando ciclos de pobreza e de miséria. O que nos resta é acolher essas famílias em gestações não planejadas ou lidar com essa mulher à beira da morte após tentativa de aborto clandestino em clínicas sem a menor estrutura para esse fim.

É urgente uma mobilização de toda a sociedade nesse sentido. Médicos e enfermeiros não deveriam se formar sem uma sólida capacitação em planejamento familiar, sem habilidade para inserção do DIU, sem o conhecimento necessário para apoiar essas famílias na escolha do método mais adequado para elas. Não há qualquer justificativa para que ocorra essa demora na efetivação do acesso a um método seguro e eficiente.

33. O tsunami e o barquinho de papel

Jane chegou tímida como sempre. A filha, enroladinha na manta, dormia até entrar no consultório. De imediato, percebi que não ganhara o peso esperado apesar de ter completado 1 mês e 5 dias. Nosso primeiro encontro havia sido em sua casa, logo que ela e a mãe chegaram da maternidade.

Guardei a preocupação, respirei fundo e sorri.

"Que lindas vocês estão. Que laço lindo. Que roupinha linda! Que bom que vocês vieram!"

Jane sorriu. Eu precisava encontrar algo de bom no meio da minha preocupação. Não queria assustar aquela mãe solitária, mas o tamanho de sua bebê era preocupante.

Jane estava lutando sozinha. Mãe de primeira viagem, havia se mudado recentemente para o bairro onde atendo. Ainda sem muitos amigos na vizinhança, contava apenas com a ajuda do marido que, apesar de ser um superparceiro, trabalhava o dia todo.

Era Jane quem cuidava da filha, e eu não podia, nem queria, simplesmente apontar o dedo e culpá-la.

"Estou dando só o peito, como você falou, doutora", disse, orgulhosa.

"Que ótimo, Jane! Muito bom! E como tem sido as mamadas?"

"Ela tem chorado muito. Não sei se é cólica... já me falaram pra dar um leite, um mingau, mamadeira, mas eu fiquei com medo, porque você tinha me falado desde o pré-natal que isso não é legal, né?"

Na balança, a dura verdade. Apenas 300 gramas a mais após um mês. No gráfico de peso, o alerta se acendia e meu coração ficava apertado. Como eu conseguiria falar de forma empática sobre a minha preocupação com o peso de sua pequena, sem desanimá-la ou empurrá-la para usar uma fórmula de um leite qualquer?

"Jane, posso ver a Bia mamando?"

Ela tirou o peito de dentro do vestido, aconchegou carinhosamente a filha no colo e ofereceu o peito.

Bia começou a sugar. Era uma mamada ruidosa e dava pra perceber que a boquinha não estava justa no mamilo. Entrava ar. Daquele jeito, o leite não saía direito. Rapidamente, Bia começou a chorar. A mãe, angustiada, tentava acertar a posição da filha, sem sucesso.

Calcei uma luva e pedi licença. Ajustei a posição dos lábios e a pega melhorou por alguns segundos, mas em pouco tempo o barulho do ar entrando pela boquinha dela voltou. Bia chorou e a mãe a colocou de pé. Tirou da bolsa uma chupeta e ofereceu à filha, que aceitou. Bingo!

"Jane, é o seguinte. Esse barulho que está fazendo quando ela mama é porque a pega não está boa. Dá última vez que nos vimos, ela estava mamando muito bem. Eu acredito que o que está prejudicando essa pega é a chupeta."

"Sério?"

"Sério. É muito comum ver crianças que deixam o peito antes da hora por causa dessas chupetas. O peso da Bia não subiu como eu esperava e isso é preocupante. O que você acha de tirarmos o bico e insistirmos com o peito nos próximos dias?"

Ela me olhou insegura.

"Eu gostaria muito que você tirasse o bico e insistisse com o peito. Inclusive, já vou deixar uma consulta marcada pra vocês em dois dias. Eu sei que não é fácil, mas vou estar aqui caso você precise. Pode ser?"

Ela concordou.

Dois dias depois, ela voltou. Bia mamava bem e havia parado de chorar. A mãe e ela estavam mais tranquilas e isso era nítido. O semblante muda!

Marquei nova pesagem em duas semanas e Bia havia ganhado 800 gramas. Em quinze dias! Eu quase não acreditei.

Os bicos, as fórmulas de leite, as mamadeiras e a indústria, que ganha rios de dinheiro com o desmame precoce, são um tsunami. Eu, Bia, Jane e seu marido somos um barquinho de papel. Mas a questão é que, desta vez, nós vencemos.

34. O barquinho de papel vai mar adentro

Fim de tarde, eu caminhava até a recepção para chamar a última paciente do dia. Na porta da sala de vacina estava um casal e seu bebê recém-nascido. Bárbara, seu marido Pedro e Yago.

"E aí, que bom ver vocês! Como foi na maternidade?"

"Tudo certo. Tirando que sangrei muito. Mas estamos bem agora."

"Alguma dificuldade nesses primeiros dias?"

"Doutora, ele não tá mamando no meu peito. Tô tirando leite com a bombinha e dando pra ele na mamadeira."

E soa o alerta vermelho de risco de desmame precoce. Fiz um compromisso comigo de nunca deixar passar a oportunidade de apoiar o aleitamento, mesmo que meu horário de ir embora já estivesse chegando.

"Depois do teste do pezinho, passa no consultório. Tenho mais uma paciente pra atender e, em seguida, chamo vocês. Pode ser?"

"Pode."

E assim eles fizeram.

"Ele não quer pegar mais meu peito, doutora. Não sei o que fazer. O Pedro tá achando que eu não quero amamentar. Eu quero, mas não tô conseguindo. Eu acho que é porque o bico do meu peito é virado pra dentro."

"Posso ver como ele tá mamando?"

Bárbara desceu a alça do sutiã e deitou a filho no colo. Yago chorava buscando o peito da mãe mas, ao tentar abocanhar, se atrapalhava todo. Não conseguia sugar por muito tempo. Começava certo mas rapidamente fechava a pega, como se estivesse sugando na mamadeira.

"Tô quase desistindo, doutora."

"Vamos insistir mais um pouco. Se a gente não corrigir isso logo, em pouco tempo ele larga o peito! Esse comecinho é difícil mesmo. Eu sei o que você tá passando. Eu penei pra conseguir engrenar na amamentação com a minha filha. Fiquei uns vinte dias pelejando! Fica tranquila. Nós temos todo o tempo do mundo. Eu vou ficar aqui com vocês até a gente conseguir."

Muito choro de neném e uma hora depois, Yago estava grudado no *mamá* da mamãe. Mamou muito até dormir! A mãe feliz, e eu mais ainda.

"Sabe o que fez ele se atrapalhar assim com a mamada? O bico da mamadeira. Lá, ele suga de um jeito. No seu peito, ele suga de outro. Ele fica perdido, desaprende a mamar. Se a gente não fizesse isso hoje, em pouco tempo ele teria desmamado e estaria tomando leite artificial."

Bárbara sorriu aliviada.

"Muito obrigada, doutora. Achei que você fosse me xingar, mas você teve paciência. Te agradeço muito!"

"Nunca vou te xingar. Eu sou sua médica, uai. Eu tô do seu lado para o que der e vier. Se precisar vir de novo, venha quantas vezes forem necessárias. A gente tá no mesmo barco. Agora, jogue fora essa mamadeira!"

E rimos juntas.

Esse bebê lindo, a quem eu carinhosamente chamo de Brigadeirinho, por ser pretinho e por ser um doce de bebê, mama até hoje! Dois anos depois desse encontro bonito. Está saudável, forte e já me chama pelo nome.

Meu barquinho de papel segue avançando mar adentro. Não é fácil, mas coisa que eu faço bem é teimar.

35. Sua vó!

Dia após dia, eu atendo uma legião de mulheres viúvas que comemoram de formas variadas a morte do marido. Não é uma comemoração feliz e sorridente. É comemoração com choro e mergulhada em lembranças dolorosas.

São mulheres pobres, em sua maioria, que viveram uma vida de violações ao lado do marido. Uma vida de violências de todos os tipos, de abuso sexual, de chantagem financeira, de manipulação emocional, de isolamento, de cárcere.

Eu tenho sempre a sensação de que a morte do marido é comemorada como um livramento e, recentemente, comecei a perguntá-las diretamente sobre isso. As respostas são cheias de mágoa e dor.

Muitas desenvolveram diversos sintomas físicos como dores crônicas, zumbido nos ouvidos, queda de cabelo, e tantos outros. Muitas atribuem isso às sessões de espancamento e tortura psicológica pelas quais passaram. Isso sem falar da depressão, do pânico.

São senhoras. Senhorinhas de coque, saia até o joelho, sapatilha. Mães, avós, bisavós. Mulheres que só tiveram um pingo de sossego na vida depois que o marido morreu.

O feminismo está pouco! Tragam mais feminismo. Sejamos uma onda feminista. Há quantas de nós aprisionadas em relações criminosas desejando a morte desses homens, que sabe-se lá quanto tempo ainda vai demorar?! Há de haver um caminho de liberdade e prazer que não dependa de esperar a morte de alguém. E quantas de nós não morreremos antes, de tristeza ou assassinadas?!

36. O lado doce da luta

As manhãs de terça-feira eram nossas manhãs de visita domiciliar. Uma névoa branca e fina ainda cobria a rua e os carros. Rua tranquila, cheiro de paz. Chegamos à casa de dona Guilhermina, 78 anos. Quem nos recebeu na porta foi Lúcia, sua filha e cuidadora. A casa era pequena, mas acolhedora. Tecido colorido a cobrir o sofá, cortina com babados, o móvel da TV cheio de fotos dos netos. O cheiro do café passado naquele instante e o pão novinho sobre a mesa esperavam a família para o café da manhã.

"Pode entrar, doutora. Ela está deitada."

Que privilégio é ser médica de família! Peguei minha maleta, pedi licença, entrei no quarto e me abaixei ao lado da sua cama.

"Bom dia, dona Guilhermina."

Não havia qualquer reação. Com muito custo e depois de muito chamá-la, Guilhermina abriu uma fresta dos olhos sem esboçar qualquer outro movimento.

"Me conte, Lúcia, como tudo começou."

"Foi há seis anos que ela deu os primeiros sinais. Uma depressão aqui, uma queda ali, um problema no fígado que apareceu, até que, quando assustamos, ela estava na cama. Tem dia que come, tem dia que não abre a boca pra comer. Tem dia que fica rígida, parece até que é pirraça. Não deixa a gente movimentar o corpo dela. Tem sido muito pesado pra mim. Tenho que bater a comida e colocar na boca da minha mãe com uma seringa."

"Ela já teve derrame?"

"Nunca."

"Então ela teve uma depressão e quando assustou estava acamada?"

Algo me dizia que aquela história não estava completa.

"Foi bem assim. Foi ficando mais lenta, mais debilitada, muito prostrada..."

"Certo... Posso ver a receita dela?"

E lá estava uma medicação capaz de deixá-la daquele jeito: lentificada, prostrada, sonolenta. Tentei examiná-la mas era muito difícil. Não conseguia mexer muito em seu corpo. Eu me voltei para Lúcia.

"Sei que você está fazendo o melhor que pode, mas precisamos modificar algumas coisas ainda hoje. Você me autoriza a mexer na receita da sua mãe?"

"Claro, doutora. Meu sonho é que ela melhore."

"Então, a primeira coisa que precisamos fazer é retirar esse comprimido. Ele está envenenando sua mãe, deixando ela assim sonolenta, sem reação, rígida."

"Mas e se ela passar mal sem ele, doutora?"

"Vamos ajudar o organismo dela a se livrar desses efeitos com esse outro comprimido. Depois que ela ficar bem, vamos retirá-lo também. Se qualquer coisa estranha acontecer durante esse processo, você me chama no posto e eu venho no mesmo dia."

Lúcia estava insegura. Primeiro dia que me via e eu tendo que revirar a prescrição de sua mãe do avesso.

"Segunda coisa: se ela ficar sonolenta, prostrada, quero que você meça a glicose no aparelho e anote. Se ficar muito baixa, me avise. Eu volto em uma semana para reavaliá-la."

E assim fizemos. Uma semana depois, lá estávamos eu e a agente comunitária de saúde. E qual foi minha surpresa ao encontrar dona Guilhermina sentada em uma cadeira de rodas na mesa do café da manhã, alerta, olhos bem abertos, tomando mingau de aveia com a ajuda da filha? Eu mal podia acreditar no que eu estava vendo.

"Aceita mingau?", disse Guilhermina, me sorrindo um sorriso tímido de quem acaba de acordar de um sono de quase seis anos.

Eu quase aceitei! Examinei, aferi a pressão, ajustei a dose da insulina de acordo com as medidas da glicose.

Vendo minha paciente alerta e podendo examiná-la mais detalhadamente, percebi que estava rígida. Havia tremores na mão direita e seu rosto não tinha muita expressão. Aquela história que a filha havia me contado na primeira visita começava a fazer sentido. Apesar da nítida melhora, ainda havia algo a se fazer. A filha relatou novamente sobre o começo do seu adoecimento: andando cada vez mais lentamente, quedas frequentes, tremores e com uma depressão de difícil tratamento. Suspeitei que Guilhermina tivesse Parkinson.

Eu havia pedido alguns exames de sangue e eles vieram com resultados normais. Fiz então o que chamamos de prova terapêutica:

"Minha suspeita é que sua mãe tem Parkinson. Trataremos com a medicação adequada. Começaremos com dose baixa e vamos aumentando. Se ela melhorar, o diagnóstico está fechado. Se ela não melhorar, suspendemos à medicação e prosseguimos com a investigação. Já adianto que a melhora que eu aguardo é pequena. Não esperamos que ela levante e saia andando. Talvez a gente consiga que ela tenha mais facilidade para comer e reduza essa rigidez do corpo... nada de milagre, mas acredito que será bom para aliviar as dores que ela sente e facilitar o seu dia a dia de cuidado com ela."

Prescrição feita, fui embora na torcida. A gente fica ansioso, tenso, igualzinho à família.

Uma semana depois, era dia de nova reavaliação. Retornei até a casa para encontrar dona Guilhermina no sofá comendo sozinha e dando bronca na neta.

"Cafezinho, doutora?"

Fui obrigada a aceitar!

37. Toda dor tem um começo

Chamei por Cecília na sala de espera. Era uma moça de 18 anos, com a tristeza estampada no olhar.

Entrou no consultório pedindo licença, sentou pedindo licença, não me olhou nos olhos. Pés cruzados, mãos cruzadas, falou baixo:

"Tenho uma dor no estômago que tá me levando todo dia para o pronto-socorro. Só melhora com remédio na veia. Já tem quase um ano. Eles me falaram lá que eu tenho que fazer uma endoscopia."

Os anos de prática vão lapidando nossa intuição, ou nosso faro. Dá para chamar do que quiser. Só de observar seus gestos, seu caminhar, sua voz, eu já sabia que Cecília pedia socorro.

"Além da dor, Cecília, mais alguma coisa?"

"Nada."

"Então me explique melhor o que você sente."

E ela levantou um pouco a blusa:

"Dói aqui."

Foi quando vi sua calça amarrada com um cadarço. O cinto já não tinha mais furos que segurassem a roupa. Cecília havia perdido 11 quilos nos últimos seis meses!

"O que está acontecendo?"

Ela abaixou a cabeça e a lágrima desceu, sem autorização, até a ponta do nariz.

"Ando sem fome."

"Você está sentindo isso há quase um ano. O que te motivou a buscar ajuda?"

"Doutora, eu sinto que estou por um fio."

"Você quer falar?"

"Moro com a minha tia e quero sair de casa. Ela joga na minha cara todos os dias que a casa é dela, que eu não devia estar lá. Ela fala que se não fosse ela eu teria morrido criança. Minha vontade é sair de casa hoje."

"Por que você mora com ela?"

"Minha mãe tentou me matar duas vezes e depois sumiu no mundo. Ela tentou me afogar no tanque quando eu era um bebê. Depois, tentou dar um tiro na minha cabeça. Quem me salvou foi minha irmã. Meu pai batia nela, judiava da gente. Hoje ele tá preso por outras coisas. O conselho tutelar tirou a gente deles."

Ficamos em silêncio. Ela chorando e eu incapaz de imaginar o tamanho da sua dor, do seu vazio.

"E você acredita que eu tenho muita vontade de procurar por ela, doutora? Minha tia me xinga, fala que eu não tenho vergonha na cara. Mas eu queria escutar tudo da boca da minha mãe, entender os motivos dela. Eu nem sei o que ela tem pra me dizer, mas eu queria dizer pra ela que eu a perdoo."

Esse encontro foi tão intenso que Cecília foi embora e levei uns 20 minutos para me recuperar e conseguir chamar o próximo paciente. Fiquei pensando em como somos impiedosos nos julgamentos que fazemos. Somos pós-doutores em diminuir a dor alheia mesmo sem saber de quase nada do que aquela pessoa viveu ou vive. A gente devia ouvir mais e falar menos.

Cecília não precisava de uma endoscopia. Ela precisava se encontrar. E foi o que fez. Com um encaminhamento para a psicóloga nas mãos, aquela menina tão jovem foi atrás de cura para si e para suas dores. Foram 10 meses de psicoterapia semanal, consultas médicas mensais, medicamento para depressão e apoio incondicional de toda a equipe.

Investimos nossas forças, nosso conhecimento e nosso amor e colhemos a recompensa de vê-la escolher um curso técnico que trouxe a ela um emprego e a tão sonhada liberdade. Alugou um pequeno barracão na favela e foi morar sozinha. Voltou a praticar esportes, uma paixão que resgatou da infância e recentemente me mandou um áudio no celular que me deixou sorrindo sozinha.

"Doutora, tô muito feliz e apaixonada."

Por uma menina.

38. Muito prazer, miséria

"Oi, doutora, lembra de mim?"

Eu lembrava. Norma era a mãe de cinco filhos, que me deixara atordoada em uma consulta havia três anos. Eu, recém-casada, ela, recém-parida. Proibida pelo marido de usar qualquer método anticoncepcional, ela me explicou como fazia para não engravidar de novo. Banhos com ervas, duchas, comprimidos que tomava escondido, e assim ia se segurando.

Seria bom que isso funcionasse mesmo. Norma era a criatura mais magra que eu conhecia. De tão anêmica, nem fome sentia. Do remédio para anemia, não fazia uso, já que ele fazia doer o estômago frequentemente vazio.

A filha mais velha, que agora tinha 17 anos e trabalhava em casa de família, acompanhou a mãe naquela consulta: "Tenho medo da mamãe passar mal na rua."

Depois de três anos do nosso primeiro encontro, Norma estava grávida novamente. Esperava, com fome, seu sexto filho. Eu estava voltando a atender aquela comunidade depois de dois anos fora, fazendo a minha residência.

"Que bom rever você, Norma. Como estão as coisas em casa?"

"Uai, bem."

"E como você está?"

"Uai, tô bem."

Bem... Magra, desnutrida, banguela. Peguei o cartão do pré-natal. Norma havia faltado às duas últimas consultas do pré-natal de alto risco.

"Não fui porque não tenho com quem deixar meus meninos. E a passagem do ônibus está pela hora da morte, né, doutora?"

"Você tá se alimentando, Norma? Tô te achando tão magrinha!"

"Tô. Tô comendo."

"Será que está sendo suficiente?"

"Eu como pelo menos um tanto que dá pro bebê crescer...", e eu engoli em seco essa frase inteirinha.

Tempos depois, contei esse caso numa roda de amigos. Contei que a nossa equipe fez de tudo para que aquela experiência de gestar, parir e amamentar fosse a mais agradável possível para aquela mulher. Procuramos garantir seus direitos, facilitamos ainda mais o acesso ao nosso serviço, fizemos visita domiciliar, acionamos o serviço social. Os vizinhos e amigos do bairro fizeram chá de bebê, ela ganhou roupinhas de criança e até algumas roupas para ela e para os outros filhos. Uma irmã da Norma veio da roça para ajudá-la no pós-parto, nossa enfermeira esteve perto sempre que ela precisou, a psicóloga deu uma superforça. Enfim, ela teve tudo a que tinha direito.

Uma mulher, que nem minha amiga era, mas que ouviu a conversa, não conseguiu guardar seu veneno para si e nos brindou com a sua ignorância:

"Vocês mimaram tanto essa mulher que é capaz de ela querer ter o sétimo."

"Oi?"

"Até eu ia querer ficar grávida pra ter uma equipe à disposição. Médica, enfermeira e psicóloga de graça."

"Você é de qual área? Em que você trabalha?", perguntei a ela, disfarçando minha fúria.

"Não tô trabalhando. Tô estudando pra concurso."

"Tão difícil estudar pra concurso, né?"

"Nossa. Demais. Já tô tentando há três anos. Eu até passei em alguns que não eram tão bons e preferi não assumir. Tô focada no cargo que eu quero."

"Entendi... deixa eu te ensinar uma coisa que você não deve saber porque não é da sua área. Não sei nem se você tem uma área, né?, mas pode ser que sirva para alguma prova de concurso ou, quem sabe, pra sua vida. Quanto mais eu fizer por uma mulher miserável como a Norma, menor a chance de ela engravidar novamente sem planejamento. E quanto antes alguém fizer isso por ela, maior a chance de ela viver com mais dignidade. Diferentemente de você, ela não teve ninguém que a apoiasse nos estudos. Até há bem pouco tempo, não tinha permissão do marido nem pra usar um anticoncepcional. Ela vive uma vida miserável desde que nasceu. Talvez você nunca entre numa casa tão pobre como a dela ou vá visitar um bairro tão pobre como o bairro onde ela mora. Lá não chega ônibus, não tem nem asfalto. A escola dos filhos dela está caindo aos pedaços. Ainda bem que tem quem te sustente e pague suas contas pra você estudar, né? E sem você ter feito nada pra isso acontecer. Pra ter tudo isso, você só precisou nascer..."

E o silêncio soou como música para os meus ouvidos.

"Mas, me fale: por que mesmo você acha que ela não merece ser tratada com dignidade e respeito no pré-natal e no parto?"

Sigo esperando até hoje a resposta dessa moça miserável.

39. Quarto de bebê

O cheiro de cigarro saía por todas as frestas da casa. Eu ainda estava na rua e já era possível ver a névoa branca que saía. A mãe fumava no degrau da porta de entrada. Isso porque ela sabia que iríamos chegar para visitar sua filha. Éramos eu, a agente comunitária de saúde e minha aluna.

Da entrada, via-se um minúsculo cômodo onde ficava a cozinha. Mais à frente, o quarto. E fim. Essa era a casa.

"Vem, doutora, entra por aqui. Hoje você vai conhecer a minha bebê."

A parede azul já encardida pelo tempo, a janela coberta por um tecido velho, um guarda-roupa à esquerda. Ao fundo, a cama do casal e, à direita, a cama da filha. Havia 25 anos era assim.

Lívia me encarava sem rodeios. Parecia querer saber quem eu era e o que eu estava fazendo ali.

Eu, insensível, me virei para a mãe.

"E como ela está, Lúcia?"

Ignorei completamente a presença de quem deveria ser a protagonista daquele encontro.

A mãe queixou-se do intestino preso, da pele um pouco ressecada e outras coisas, que fizeram a filha se irritar.

"Ela conversa um pouquinho?", perguntei esperando um não.

"Sim. Ela conversa tudo", disse a mãe.

Olhei para Lívia e duvidei. Duvidei da sua capacidade de se comunicar e achei que aquele "sim" era coisa de mãe. Aos meus olhos, Lívia era uma mulher incapaz de falar. Mal se mexia sozinha, não sustentava a cabeça, os braços eram descoordenados e o máximo que eu conseguia ouvir eram vogais soltas sem qualquer sentido.

"Ela fala, doutora", confirmou a agente comunitária de saúde. "Ela conversa, ela pede, ela sabe o dia do aniversário dela..."

E minha limitação não me permitia enxergar. Enquanto discutíamos se Lívia falava ou não falava, se me entendia ou não, ela, a dona da consulta, resmungava cada vez mais alto, se mexendo como podia para chamar nossa atenção.

Vendo aquela agitação, me dirigi a ela, diretamente. No fundo, eu duvidava que haveria uma resposta.

"Lívia, você quer me dizer mais alguma coisa?"

E ela piscou os olhos lentamente.

"Mais alguma coisa está te incomodando? Algum desconforto?"

E Lívia ergueu o braço com imensa dificuldade levando o dedo indicador ao ouvido direito. Fez cara de dor e choro.

Era uma otite! Uma inflamação causando dor. Por isso o desespero dela para chamar minha atenção ao perceber que eu era médica. Meus olhos se encheram de lágrimas.

Quis pedir perdão a ela. Por pouco eu sairia dali sem sequer tentar ouvi-la.

Imediatamente Lívia se acalmou. Levou seu dedo indicador até o dedo onde estava minha aliança e sorriu.

"Sou casada. Sou casada, sim."

E ela sorriu mais.

Levei minha mão nos seus cabelos pretos e lisos. Fiz um cafuné.

"Quem cortou?"

E ela olhou para a mãe.

"Adoro assim curtinho", respondi.

Deixei receita com remédio para o ouvido e me despedi emocionada. A mãe sentada, cansada de uma vida, me olhou:

"Tô que fumo, doutora! Que que eu faço?"

"Vai lá no posto pra gente conversar."

"Cê acha que eu devo colocar ela num lugar, doutora? O povo fica falando pra eu internar ela. Tô tão cansada, minha filha."

"O que a senhora acha?"

"Eu não fico sem ela, não..."

"Combina com a sua nora. Ela é tão bacana! Pede a ela pra ficar com a Lívia pra você sair um pouco. Eu te falei das aulas lá no centro cultural?"

"Falou. Tô doida pra ir!"

"Vai lá no posto. Me procura lá."

Despedimos-nos. Lívia ficou em mim.

Cerca de três dias se passaram e Lúcia me procurou para se consultar. Queria parar de fumar. Foi uma longa conversa que nos deixou animadas e confiantes. Ela me contou também que a nora ficaria cuidando da Lívia três vezes por semana, para que ela pudesse caminhar e fazer as aulas no centro cultural do bairro.

Foram três meses até que retornamos para uma nova visita. A casa tinha cheiro de banho. Não havia mais fumaça nem cinzas. Tudo estava mais leve.

Estava mais fácil respirar.

40. O retorno: uma reflexão sobre o amor e sobre as pontes que construímos

Já passava do meio-dia e eu ainda não havia conseguido finalizar o atendimento dos meus pacientes da manhã. Elizabeth e a filha Aurora me esperavam aflitas no corredor do consultório. Chamei o paciente marcado para às 11h20 e disse a elas:

"Estou muito atrasada. Não dá pra correr e fazer uma consulta ruim. Espero que a senhora me compreenda. Vocês se importam de voltar após o almoço?"

A filha fez cara de decepção, mas respondeu que voltariam à tarde. Não havia outra saída.

Às 12h30 saí do consultório feito um foguete. Entrei no carro, corri até o restaurante, almocei, respirei e voltei às 13h10.

Sabe? Isso é ruim demais. Isso acaba com a saúde da gente. Não façam isso com vocês. Eu não vou fazer mais isso comigo.

Chamei Elizabeth e ela entrou com a filha. Era seu retorno. Há quinze dias ela veio com um quadro de herpes zoster. Na ocasião, estava com uma lesão na pele da mama esquerda, que se estendia até quase alcançar as costas. Mediquei, orientei e pedi para que voltasse trazendo seus exames em uma consulta mais longa, em que pudéssemos entender melhor como estava o seu controle das outras condições de saúde.

Elizabeth me entregou seus exames. O controle do diabetes estava péssimo, mas alguma coisa me dizia que havia algo além de uma simples descompensação orgânica. Resolvi perguntar:

"Dona Elizabeth, em alguns momentos da nossa vida, quando estamos mais fragilizadas, preocupadas, entristecidas, chorosas, ansiosas, o herpes costuma aparecer..."

Enquanto ela me olhava, seus olhos foram se enchendo de muitas lágrimas que caíam sem esforço. Aurora a abraçou tentando acalmá-la.

"A senhora quer falar?"

"Doutora, eu ando muito preocupada com o meu neto. Recentemente, descobri que ele tá fumando maconha. Ele não era de sair de casa, nunca me deu trabalho. Estou perdida, sem saber o que fazer. Ele é um menino bom, mas agora, toda vez que ele sai, mesmo que seja pra escola, pra padaria, eu já acho que ele vai encontrar com alguém pra fazer uma coisa errada. Meu coração chega a doer. E foi justamente nessa época que eu soube que ele usou maconha que eu tive esse herpes."

"E como vocês estão lidando com essa situação?"

"Ai, doutora, eu xinguei ele, conversei, falei que não era pra usar, que aquilo era errado, que a gente é evangélico, que isso não presta... mas eu tenho medo de nada disso adiantar."

E a filha interrompeu:

"Doutora, ele é um menino muito calado. Só tem 15 anos. Não se abre com ninguém. A mãe dele o entregou pra minha mãe criar com 8 meses de vida. Disse que não tinha condições financeiras pra ficar com uma criança. O pai dele é o meu irmão. Ele foi trabalhar nos Estados Unidos antes que o Miguel completasse 1 ano. Acho que, às vezes, ele se sente largado."

"É uma situação muito delicada, mesmo. Vocês e ele precisam de muito apoio neste momento."

"Você acha que devo fazer alguma coisa, doutora? Procurar uma clínica, internar? A gente fica falando pra ele ir morar com o pai dele nos Estados Unidos pra ter mais chance de estudar, de aprender uma profissão, pra sair de perto dessas companhias..."

"Eu acho que vocês precisam fazer uma coisa, sim..."

Elas me olharam atentamente. E eu continuei.

"Nenhuma de nós três sabe o que é crescer sem colo de pai e de mãe. A gente não faz nem ideia do que é chegar em casa da escola e não ter a mãe da gente esperando pra conversar, pra abraçar. A gente não sabe o que é ter um problema na escola e não poder dividir isso com o pai. Por mais que vocês se esforcem para dar muito amor pra ele, há uma história que não podemos mudar: seu neto vive a ausência dos pais desde os 8 meses de vida. Isso é uma marca na alma. Algo que vai acompanhá-lo a vida toda."

"A senhora acha que não tem mais jeito?"

"Não, pelo contrário! Eu acho que há jeito, sim! Há muitos caminhos, mas todos passam por reconhecermos o impacto dessa ausência na vida do Miguel. Deixa eu te contar uma história."

Elas acompanhavam com atenção tudo o que eu dizia.

"Alguns pesquisadores vêm estudando, nas últimas décadas, o impacto da ausência de pais e mães na vida de seus filhos. Seja por situação de violência, guerra, morte ou por separação, abandono."

"O mesmo problema que meu neto, coitado."

"Então, Elizabeth, sabe o que esses pesquisadores descobriram? Que a ausência dos pais significa uma grande tragédia emocional na vida dessas crianças. Muitas delas crescem e se tornam adolescentes mais inseguros, com grande dificuldade de construir vínculos positivos de afeto com outras pessoas."

"Mas doutora, como eu faço pra ajudar meu menino, então?"

"Elizabeth, acho que precisamos da ajuda de uma psicóloga para construirmos juntas uma estratégia. De todo modo, antes de qualquer coisa eu diria à senhora: ele precisa do seu colo, do seu acolhimento, da sua compreensão, do seu amor mais profundo e genuíno. Quem de nós nunca errou? Somos falhos. Ele apenas cometeu um deslize. Se a gente se afastar dele com xingamentos, com julgamentos ou até com uma internação, a chance desse pequeno deslize provocar uma coisa muito ruim para a vida dele, uma grande ruptura, é enorme."

"Eu sempre digo que o melhor lugar pra ele ter chance de crescer na vida é nos Estados Unidos, com o pai dele. Longe dessas companhias aqui do bairro", opinou Aurora.

"Aurora, acho que eu vou discordar de você. Pense: por que nós amamos nossa mãe e a reconhecemos como mãe?"

"Pela convivência, né, doutora? Pelo carinho do dia a dia, com certeza."

"Eu vou te dizer por que eu amo a minha: sempre que eu tô gripada, desde a infância, ela faz chá pra mim. Até hoje, quando dormimos na casa dela, ela vai ver se eu tô coberta. Eu chego tarde, acabada do trabalho, e ela me espera pra lanchar. Minha mãe cuida do meu cabelo, me dá colo todo dia, faz cafuné. É por isso que a gente ama a mãe da gente. E com o pai é a mesma coisa."

"Verdade."

"E qual tipo de vínculo o Miguel construiu com o pai? Nenhum! Eles não têm intimidade. Pense o que significa para o seu sobrinho escutar que o melhor lugar pra ele não é na casa dele, onde ele cresceu, junto com as pessoas que ele convive desde bebê e aprendeu a amar? É como se disséssemos a ele que onde ele achava que era o cantinho dele no mundo agora não é mais."

As duas me escutaram sem piscar.

"É mesmo, doutora. Você tá certa."

"Eu posso marcar uma consulta pra ele com você, doutora?"

"Deve."

Nós nos abraçamos e nos desejamos feliz dia das mães.

41. Sobre a cesta básica que pedi ontem

Ontem eu atendi uma paciente e seu neto. Ela tem 45 anos, mas parecia mais velha que a minha mãe, que tem 66. Levava o neto para consultar, pois viu verme nas fezes do garoto. Problema "resolvido" – bem entre aspas, já que ele vai continuar pisando no esgoto e convivendo com ratos dentro de casa –, passamos à consulta dessa mulher.

Sua queixa era dor de cabeça. Crises diárias de uma dor latejante acompanhada de enjoos e muito mal-estar. Os sintomas já duravam anos e sempre vinham acompanhados de muita sensibilidade à luz e ao barulho. Contava também que antes das crises costumava ver pontinhos de luz no seu campo visual. Traduzindo o mediquês, aquela mulher sofria há anos de enxaqueca.

Com menos de um minuto de conversa, percebi que a situação em casa era difícil demais. Sem emprego, ela estava comprando caixinhas de bala e vendendo no Centro da cidade para conseguir uns trocados. Contava que a renda da família nem sempre permitia comprar comida (C O M I D A). Adivinhe a cor dos dois.

Sua roupa cheirava a cigarro. Dentes muito comprometidos. A pele esturricada de tão seca, assim como os cabelos. O filho com comprometimento mental grave era a principal fonte de renda da família. Com o salário mínimo que recebia, somado ao Bolsa Família de 205 reais, cuidava dos sete filhos e do neto.

O aluguel de 300 reais está atrasado, e ela estava para ser despejada. Comentei sobre o caso com algumas pessoas do meu convívio e ouvi as seguintes frases:

"Quanto custa um maço de cigarros?"

"Os filhos dela não estão trabalhando?"

"Por que ela não monta um negócio próprio?"

"Mas é de quase mil reais a renda dela, né?"

Colocaram a culpa da desgraça social na minha paciente, gente! Eu desisto.

Ela falou que ouviu no rádio que há prédios invadidos no Centro de BH e que estava pensando em morar lá.

Pacifiquem esta sociedade, queridos. Vamos ver quantos fuzis e quantos exércitos serão necessários para calar esses desesperados.

42. Ligar os pontos

Era sábado de manhã quando Pedro, um homem de quase 2 metros de altura entrou no consultório. Forte, aparentemente saudável, 37 anos, respirou fundo, fez cara de sofrimento e me fez o pedido mais sem sentido daquela manhã:

"Doutora, eu vim renovar a minha receita de remédios para dor."

Oi? Uma receita de remédios para dor? Um homem de 37 anos com cara de atleta e quase 2 metros de altura? É óbvio que eu precisava entender direito aquele caso, e ele me explicou.

"Eu tomo muito anti-inflamatório e remédio forte pra dor, doutora. É que eu sinto dor no quadril, nos joelhos, nos pés desde quando eu era menino. Já coloquei duas próteses de quadril. Uma em 2006 e a outra em 2009. Então, dói bastante. Eu preciso dos comprimidos pra suportar essa rotina de dor."

"Mas o que você teve no quadril? O que causou essas lesões tão graves que levaram à necessidade de duas cirurgias?"

"Ah, na época falaram que foi porque eu tinha asma na infância e, vez ou outra, tomava corticoide pra melhorar das crises."

Tudo bem que o uso crônico de corticoide pode, sim, causar lesões ósseas e outros tantos problemas graves, mas falar que um homem precisou colocar duas próteses no quadril e ainda tem que tomar analgésicos potentes diariamente por causa de uns corticoidezinhos que usou de vez em quando na infância era demais para mim. Ele contou que tinha duas crises de asma por ano e às vezes passava um ano inteiro sem crises. Não podia ser o corticoide.

"Pedro, além dessas dores articulares, mais alguma outra coisa tem te incomodado?"

"Tem essas lesões de pele aqui, ó. Eu vou marcar um dermatologista de novo, porque os remédios que eu já passei não estão dando certo."

Foram pouco mais de 5 minutos escutando atentamente sua história. Estavam ali, havia anos, todos os sinais e sintomas necessários para levantar a suspeita do diagnóstico. Era muito provável que aquele homem estivesse sofrendo as consequências de uma doença reumatológica chamada artrite psoriática. Seu corpo falou, gritou, deu todas as pistas, mas não foi ouvido a tempo. A artrite comprometeu severamente o seu quadril e a sua qualidade de vida desde a juventude. Pedro, aos 37 anos, tomava analgésicos potentes e anti-inflamatórios sem nunca melhorar. Ao contrário, percebia seu corpo cada vez mais limitado pela doença que seguia ativa e consumindo suas articulações. Por décadas, tentamos em vão silenciar suas queixas sem uma avaliação aprofundada da causa de suas dores intensas e muitas vezes incapacitantes. As consequências vieram cobrando um preço altíssimo. Estava tudo ali. Parecia óbvio.

Era só ligar os pontos! Mas para ligar os pontos é preciso conhecer os pontos. Tem que ouvir, tem que ver, tem que escutar e enxergar.

Eu conto essa história quando me perguntam o que um médico de família faz.

43. "Doutora, é grave?"

Lúcio esperou quase três horas pelo atendimento. O dia foi absurdamente cheio na unidade. Desde as 7 horas da manhã eu havia atendido sem parar nem para fazer xixi. Mesmo tendo almoçado rapidinho e voltado a atender, só consegui chamá-lo às 17h30.

Ele veio com a esposa. Estavam sorrindo, despreocupados, achando que o que os trazia ali era qualquer coisa boba. Infelizmente, não era.

"Doutora, eu vim hoje porque tô preocupada com o Lúcio. A pressão dele tá abaixando."

"Me explica melhor isso."

"Eu tomo remédio pra pressão, doutora, mas de uns dias pra cá ela vem abaixando muito."

"Outro dia ele passou mal à noite, ficou fraco, zonzo. Me acordou e pediu pra ir com ele no banheiro. Doutora, ele mal conseguia andar! Eu medi a pressão, tava 5 por 3! Chegou no banheiro e vomitou uma poça de sangue."

Às vezes os pacientes nos contam coisas absurdamente preocupantes com o semblante mais tranquilo do mundo.

Toda vez que conto essa história, me lembro da tranquilidade dos dois e do meu desespero.

"O senhor tem algum problema de saúde?"

"Não."

"Nada? Tem certeza? Nunca teve?"

"Já tive. Quando eu morava nos Estados Unidos eu tive problema de cirrose. O médico disse que poderia ser de remédio ou de hepatite. Mas aí eu tratei e fiquei bem. Nunca mais tive nada."

"Deita aqui, Lúcio, pra eu te examinar."

Ele estava descorado. A pressão ainda estava boa. O fígado estava aumentado e endurecido. No meio do exame físico, a peça que faltava.

"Pode ser hepatite C, doutora?!", perguntou a esposa, enquanto me entregava um exame feito quando os dois ainda não moravam aqui.

Um homem com diagnóstico de hepatite C nos Estados Unidos, com comprometimento importante do fígado – chegaram a dizer que havia cirrose –, não foi tratado, não foi acompanhado e nem foi orientado a buscar ajuda. Agora, seis anos depois, chega ao Brasil e evolui com um quadro de hemorragia digestiva. Grave? Gravíssimo! Talvez, irremediável naquele momento.

"Mas ainda bem que ele recebeu tratamento bom onde a gente morava, né?!"

"Pelo que vocês me contaram, parece que não recebeu, não. O tratamento de hepatite C é muito caro. É impagável pra maioria das pessoas. Chega a custar algumas dezenas de milhares de reais por mês. Aqui no Brasil ele é feito pelo SUS. Nos Estados Unidos não sei como isso é feito. Sei que lá não há sistema público de saúde."

"Mas, doutora, isso é grave?"

"Infelizmente há uma grande chance de que o quadro atual já seja bastante delicado. Vou precisar que você vá agora até a UPA para verificarmos se a hemorragia foi muito intensa a ponto de causar uma anemia muito severa."

Os dois estavam preocupados.

"E você, Marlene, já fez o exame para saber se tem a hepatite?"

"Já. Eu tenho também."

"E você já está acompanhando?"

"Não."

Ela saiu da consulta do marido com consulta marcada para o outro dia.

O que não saiu da minha cabeça depois de todas essas surpresas é uma constatação que venho fazendo dia após dia. Como médica de família, nem no momento de maior esgotamento, depois de horas trabalhando sem parar, eu posso me distrair. Não dá para baixar a guarda nem por um minuto. Esse desgaste imenso e diário pela necessidade constante de atenção é o que me faz querer trabalhar menos para estar com a mente descansada e não deixar passar nada. Ser médica é um grande privilégio, mas também é uma grande responsabilidade.

44. Na corda bamba

Janete chegou acompanhada do genro. Segurava nas paredes para não cair. Havia dois meses sua vida era ir ao pronto-socorro e tomar remédio para labirintite. Fumante, 56 anos, via suas dificuldades piorarem e aos poucos perdia a fé nos médicos e na busca infinita por uma solução.

"Já cansei de falar que esses remédios pra labirintite não estão melhorando nada! Não consigo mais andar!"

Durante uma conversa inicial, Janete contou que tomava remédios para dormir e para depressão, que poderiam causar tonteira, mas não naquela intensidade.

Medi a pressão deitada e sentada. Auscultei as artérias do pescoço, que levam sangue para o cérebro. Auscultei o coração e o pulmão. Na barriga, nada. Nas pernas, apenas varizes. Um teste para avaliar a possibilidade da tal labirintite. Aparentemente normal.

Fui fazer o exame neurológico. Havia forte suspeita de que a tonteira era provocada por alguma lesão dentro da cabeça. Possivelmente um tumor.

"Minha mãe morreu assim, doutora. Tratou de labirintite, mas depois de um tempo viram que era um tumor." E chorou... "Não quero morrer."

"Dona Janete, vou pedir alguns exames importantes e com máxima prioridade. Precisamos entender melhor o que está provocando esses sintomas. Há muitas causas possíveis. Algumas mais simples e outras mais graves. De qualquer forma, quanto antes a gente chegar a uma conclusão, melhor para direcionarmos a senhora para o tratamento correto."

"Doutora, isso pode ser estresse, né? Pode ser preocupação... você não acha, doutora?"

"O que você acha?"

Ela fechou os olhos, passou as duas mãos sobre os cabelos e respondeu:

"Melhor esperar o exame."

"Concordo."

Os pacientes nos dão pistas sobre até onde querem que a gente vá. Muitas vezes eles não querem saber de tudo. Eles têm o seu tempo, e é um tempo diferente do nosso.

"Doutora, obrigada por ter me deixado falar e por ter acreditado em mim."

"Obrigada por ter confiado."

45. Uma urgência da alma

"Silvânia."

Vinte e sete anos. Trouxe a filha que tossia havia cinco dias. Aflita, pernas e braços cruzados, olhava para a pequena que estava bem e desbravava o consultório.

"Ela me parece tranquila. Pulmão limpinho, sem febre, ativa, comendo de tudo. Parece um resfriado simples."

E ela concordou com a cabeça.

"Não vejo motivos para nos preocuparmos agora. Deixei na receita remédio pra dor e pra febre, e soro para lavar o nariz, se ficar tampado. Facilita pra ela comer, pra dormir. Se houver agravamento dos sintomas, traga ela de novo pra eu examinar, ok?"

"Ótimo... Doutora, eu queria passar numa consulta também, mas disseram que agora não tinha mais jeito..."

"O que houve?"

"Coceira. Muita coceira, doutora. É um corrimento branco, grosso. Quando faço xixi, chega a arder por fora, de tanto que eu cocei."

"Posso examinar?"

Era candidíase. Nunca peço pra uma mulher com candidíase esperar. Se homem sentisse esses sintomas da candidíase, seria considerada uma urgência médica.

"O tratamento é esse." E expliquei.

"Será que meu marido me traiu?"

"Essa pergunta eu não sei te responder, mas, sobre a candidíase, não é preciso traição pra gente ter."

Silvânia não era paciente da minha equipe. Ela havia chegado na unidade em um horário que seu médico não podia atendê-la. Por qualquer razão que desconheço, naquele encontro rotineiro ela resolveu me contar um segredo que a consumia. Talvez o maior segredo que carregava.

"Doutora, eu acho que minha cabeça tá ficando ruim. Às vezes eu penso que tô ficando doida... eu não consigo ficar próxima do meu marido e da minha filha. Não consigo dar carinho. Tem hora que tudo que eu quero é brigar com eles. Quero que eles saiam de perto de mim. Mas quando eles saem, fico chorando. Meu marido disse que não sabe mais o que fazer. Fica triste, fala que gosta de mim, mas eu não consigo confiar. Brigo muito com os dois. Não tenho controle. Será que vou ficar louca?"

"Como é isso de não conseguir se aproximar dos dois?"

"Eu vivo triste, chorando pelos cantos. Não queria ser assim, mas não sei de onde vem essa tristeza. É incontrolável."

"E quando isso começou?"

"Não sei."

"Antes do casamento você já sentia?"

"Sim. Desde criança!", e marejou os olhos.

"Meu avô abusava de mim... desde que eu tinha 5 anos. Meu pai foi embora depois de brigar muito com a minha mãe. Ela era como eu sou hoje. Calada, chorava escondida, não era carinhosa com a gente. Não dava amor. Eu sei que meu avô abusava dela também. Ele estuprava ela. Eu já vi. Eu era pequena. Ele era um monstro. Ainda bem que já morreu."

E chorou de verdade. Muito. Ela odiava ter vivido aquilo. Nunca havia contado nada para ninguém.

"Minha irmã mais velha pediu ajuda na escola porque ele tinha feito a mesma coisa com ela, mas ninguém acreditou. Falaram que alguma coisa ela fez pra provocar aquilo... Meu marido fica preocupado. Ontem ele falou: 'Nós vamos procurar um médico pra gente entender o que é que você tem.'"

"Você já conversou isso com ele?"

"Não, mas eu queria falar. Eu acho que ele vai me entender... Doutora, se ele vier aqui, você conversa com ele? Conta pra ele por que eu sou assim? Tenho medo de que ele desista de mim."

"Eu estou aqui pra te apoiar, sim, mas acho que vamos precisar da ajuda de uma psicóloga. Tudo que você viveu foi traumatizante demais. Isso traz consequências na sua vida até hoje. Vamos marcar uma conversa."

Ela saiu do consultório com a filha, que estava brincando e fazendo muito barulho, como quem não quer ouvir.

Eu segui atendendo as outras pessoas que me esperavam e, meia hora depois, entre uma consulta e outra Silvânia, o marido e a filha chegaram na porta.

"Doutora. Trouxe ele pra você me ajudar a falar aquelas coisas."

Sua dor era tão grande que ela queria remediá-la imediatamente. Era uma urgência. Uma urgência da alma.

46. Dicas de saúde?

Meu irmão mais velho, vira e mexe, me pergunta se tal coisa faz bem para a saúde. Se óleo de soja ou banha de porco. Se manteiga ou margarina, se carne ou ovo. Se refrigerante zero ou refrigerante nenhum.

Eu sempre respondo: "Come o que você quiser, sô. O que mata a gente é cigarro, pobreza e 12 horas de trabalho por dia."

Ele ri.

Na semana passada, ele disse que meus pacientes devem rezar por mim toda noite: "A única médica que não conta as colheres de arroz para colocar no prato e os ovos que posso comer por semana."

E é verdade. O que mata a gente antes da hora que devíamos morrer é acordar às cinco da manhã, enfrentar duas horas em um transporte público ruim, trabalhar até cair a noite, voltar para casa esgotado, encontrar a família toda dormindo, tomar um banho, dormir e acordar no outro dia para repetir tudo de novo. Indefinidamente, comendo o que tem, sem lazer, sem arte, sem tempo para ter afetos, amores, para transar e para preparar seus alimentos, sem quarto para fechar a porta, num prédio ocupado, cheio de gatos de energia, convivendo com ratos e lixo.

E ainda vão lhe culpar por sua condição, como se você tivesse escolha.

Cozinhe na banha de porco, coma o que você quiser comer. Para viver com saúde e morrer quando se deve morrer, você só não pode ser pobre.

47. Uma consulta. Uma flecha

"Mariana."
"Sou eu."
Ela entrou lentamente no consultório. Sua aparência era de morte. Olheiras, olhos fundos, marejados, cabelo meio seco, meio molhado, preso de qualquer jeito. Uma roupa amarrotada que caía nos ombros, mal amarrada. Estava destroçada.
"Eu vim indicada por uma amiga, doutora. Ela disse que eu precisava conversar com você."
"Pois não, Mariana. Como eu posso te ajudar?"
Um choro se iniciava sem força, sem soluços. Eram lágrimas infinitas que pediam qualquer socorro.
"Minha menina, doutora. Minha filhinha. Sete anos. Minha princesa foi abusada por um amigo de dentro da minha casa."
Sua fala saía lenta, arrastada, fraca, como se não houvesse mais força para gritar.
"Um homem da igreja do bairro. Um cara casado e com filhos grandes. Meu vizinho desde a infância. Comia com a gente na mesa, doutora! Eu não sei mais o que fazer."

Pensei na minha filha, pensei nas crianças da minha família, olhei para aquela mãe e tive vontade de chorar. Mas eu certamente não ajudaria muito chorando.

"Eu sinto muito por tudo isso, Mariana! Eu mal posso imaginar a dor que você está sentindo."

Coloquei minhas mãos sobre as mãos daquela mãe. Ela se segurou e abaixou a cabeça para chorar mais.

"Ela é minha única filha. O pai dela foi embora quando soube que eu estava grávida. Nunca mais namorei ou casei, de tanto medo que eu tinha de uma coisa dessas acontecer."

Eu não disse nada. Nem conseguiria.

"Eu nunca desconfiaria dele. Jamais. Um líder da igreja! Ai, doutora! Por que eu saí pra trabalhar?! Eu devia ter ficado em casa com a minha filha. Minha mãe toma conta dela, mas tem as obrigações dela também."

"O que você tem sentido em relação a tudo isso?"

"Culpa. Raiva de mim. Eu trabalho à noite, doutora. Cuido de uma idosa. Não tem como vigiar o tempo todo. Minha menina estava estranha, agressiva, impaciente. Eu devia ter perguntado o que estava acontecendo. Na verdade eu perguntei, mas ela nunca falou. Lembro de algumas vezes em que ela disse que precisava me contar algo, mas, quando eu perguntava o que era, ela dizia que não era nada. Pensei que era coisa de criança."

"Mariana, você não tem culpa de nada disso. Você e sua filha foram vítimas de um criminoso! Como está a situação agora?"

"Ele foi preso. Meus parentes estavam armando para matá-lo. Ainda bem que ele foi preso, senão, além de lidar com essa dor eu estaria chorando por ver meus irmãos na cadeia."

Seguiu-se uma longa conversa. Mariana decidiu que precisava da ajuda de um medicamento para vencer aquele momento, já que havia cinco dias não dormia nem comia. Pactuamos também o apoio de uma psicóloga. Já na porta do consultório, nos abraçamos.

"Mariana, recentemente eu li um relato de uma mulher que foi abusada na infância. Ela estava contando que, diferentemente de outras mulheres, ela não carregava aquele episódio como um grande trauma ou uma grande tristeza. Aquilo havia ficado no passado, e ela seguia a vida dela feliz. Segundo ela, isso só foi possível porque, quando ela contou para sua família tudo o que havia ocorrido, ninguém duvidou dela em nenhum momento. Ela foi acolhida, foi protegida e o tempo todo disseram pra ela que a culpa não era dela e que tudo ficaria bem. Vocês duas vão precisar de muito apoio neste momento, mas saiba que vocês não têm culpa de nada."

Mariana assentiu, enxugou as lágrimas, respirou fundo e se foi, como quem acaba de dividir o peso que antes carregava sozinha.

48. Dar o nome

Final do turno. Alunos reunidos para passar os casos das famílias que eles visitaram durante a tarde.

O terceiro grupo a fazer seu relato era formado por três moças muito queridas. Dedicadas, interessadas, comprometidas, elas começaram escrevendo em um caderno as informações da família que acabaram de conhecer.

"Contem o que vocês viram."

"Professora, hoje a gente visitou a família da Cristina e do Hugo. Eles têm duas filhas. Aliás, tinham três. O rapaz morreu há cinco anos, baleado."

"Que tristeza."

"Desde que ele morreu, a Cristina está muito deprimida e bebendo muito. Eles vivem uma situação bem difícil. Há dois anos a família perdeu tudo em uma enchente. Agora que os dois conseguiram voltar a trabalhar como ambulantes, a filha mais nova acabou perdendo o ano na escola. Ela já estava atrasada e acabou não conseguindo retornar às aulas. No ano passado, tentou retomar os estudos, mas, segundo a mãe, desistiu porque estava sofrendo *bullying* na escola."

"Que tipo de *bullying*?"

"Parece que ficavam falando do cabelo dela."

"E como é o cabelo dela?"

"Afro. Crespo, né?"

"Ok. Então ela é negra. Então vamos dar o nome certo para esse ocorrido, né? Como se chama isso?"

Elas se olharam e nomearam:

"É racismo."

"Sim. É racismo. Não é *bullying*. É muito importante dar nome. Há grandes chances de que essa garota ainda jovem abandone de vez os estudos por causa do racismo."

Elas não haviam pensado nisso.

"Me falem dos outros membros da família."

"A filha mais velha foi quem nos informou quase tudo. Ela exerce um papel de liderança na família. Voltou a estudar agora. Tá fazendo EJA, Educação de Jovens e Adultos. Tá doida pra voltar a trabalhar, mas não encontra vaga para a filha na creche. Ela tem uma filha de 4 anos. Quando engravidou, tinha um namorado. Ele a abandonou grávida. Nunca mais ajudou em nada. Ela não se envolveu com mais ninguém pra namorar. Até comentou que já se iludiu com algumas pessoas, mas que nunca era levada a sério."

"Interessante... E o que vocês pensam sobre isso?"

"Talvez seja porque ela tem uma filha, né? Alguns homens não querem compromisso."

"Verdade. E talvez seja porque ela tenha uma filha e é negra."

Uma outra aluna que escutava atentamente a conversa exclamou:

"Solidão da mulher negra!"

"Alguém já estudou sobre essa temática?"

"Não."

"Então já temos uma missão para a semana. Vocês conhecem alguma pensadora, filósofa, intelectual negra?"

Uma única família e tantas privações. Um jovem baleado e morto que virou um número nas estatísticas de genocídio; a filha abandonando a escola pelo peso do racismo; a mais velha, mãe sem nenhum apoio social, sem creche e sem o companheiro. Os pais sem trabalho, a mãe se consolando no álcool... Há poucos anos, eu passaria por eles sem notar as estruturas que os amarram a essas condições. Eu era cega.

Tão pouco tempo depois, eu não só consigo ver como consigo apontar e compartilhar isso com médicos em formação. E assim, como uma estaca de madeira fincada na terra, que permanece ali, parada, a guiar o crescimento da planta que nela se apoia, eu me senti apoiar e sustentar a formação de jovens médicas e médicos brancos menos racistas, mais empáticos, merecedores do meu mais profundo orgulho.

Há tanto ainda por fazer...

49. Prioridades

Hoje atendi o Roberto. Um adolescente de 15 anos queixando-se de um caroço nas costas. Nada grave. Quando ele entrou no consultório, seu pai o acompanhava. Sempre pergunto o nome de quem está acompanhando a pessoa que veio se consultar.

"É José, doutora."

"Tudo bem, seu José? Sente-se. Fique à vontade."

"Obrigada, doutora. Estou bem, sim. Só um pouco agitado porque parei de fumar há quatro dias!"

"Ô, seu José, que boa notícia! Esses primeiros dias são tão difíceis, né?! Mas aguente firme, que logo essa sensação ruim e essa vontade desesperada vão embora."

José era homem simples. Tímido. Jeito do interior.

A consulta do filho transcorreu sem sustos e, ao final, eu me voltei para o seu José.

"Espero muito que o senhor tenha sucesso nessa tentativa. O senhor sabe que essa vontade vem forte mas dura só uns três minutinhos, né? Se o senhor se distrair com alguma coisa, ela vai embora. Com o passar dos dias, vai ficando mais tolerável. Não pode é desistir, né?"

"Verdade, doutora, não pode desistir. Eu vou marcar uma consulta com a senhora, pois se a senhora tá me ajudando desse jeito na consulta do meu filho..."

E sorrimos.

Eu não sei vocês, mas eu não vi nada de mais importante (inclusive para a saúde do filho) do que incentivar e parabenizar esse pai pelo esforço enorme que está fazendo para deixar o cigarro.

50. O corpo feminino. O corpo violável

Cíntia chegou cedo à consulta. Buscava saída para uma angústia que já durava cinco anos. Casada e com grande desejo de engravidar, vivia de porta em porta a buscar opiniões, laudos, solicitações de exames. Algo que renovasse sua esperança em ser mãe.

"Boa tarde, doutora. Marquei essa consulta para buscar uma segunda opinião. Segunda, não. Oitava, décima opinião, talvez!", e sorriu sem graça. "Toda vez que vou ao médico sou entupida de exames e remédios, e nada consegue resolver o problema. Me deram remédio para a tireoide e para controlar minha glicose. Não me explicaram nada. O comprimido para a tireoide eu ainda nem estou tomando, porque olhei o resultado dos exames e vi que estão normais. O da glicose já tomo há alguns anos, mas minha amiga falou que é pra quem tem diabetes e disse que minha glicose pode cair de uma vez e que posso até morrer. Não sei mais o que eu faço."

Cíntia já havia passado por exames extremamente invasivos e dolorosos para investigar sua suposta infertilidade. Ultrassom com aparelho dentro do canal vaginal, exame para filmar as trompas com um aparelhinho que entra dentro do útero, incontáveis exames de sangue, consultas com mais de dez médicos, toques vaginais, hormônios, injeções. Foi revirada!

Olhei seus exames e estavam todos normais.

"Disseram que o que eu tenho é síndrome dos ovários policísticos, mas eu li na internet que quem tem isso tem os ciclos menstruais bagunçados, que chega a passar meses sem menstruar, que pode ter pelos no rosto, espinhas... eu não tenho nada disso. Minha menstruação é certinha. Eu só sou gorda. Mas os médicos olham pro meu corpo e já acham que tudo é coisa da minha gordura. Nem me perguntam sobre a minha alimentação, que é supercuidadosa, e minha rotina de exercícios. Faço musculação, natação e ainda ando de bicicleta para todos os lugares que eu vou. Me sinto ótima e superdisposta, mas eles só enxergam o meu peso... Sabe, doutora, ando cansada de buscar respostas."

"Com que frequência você e seu marido têm relação sexual?"

"Umas quatro ou cinco vezes na semana."

"O espermograma dele está aí com você?"

"Não."

"Mas ele já fez o espermograma, né?"

"Ele fez um que veio alterado. Mostrou que havia poucos espermatozoides. Isso tem uns quatro anos. Aí viram que ele tinha um problema nas varizes dos testículos. Ele até operou."

"E depois da cirurgia? Não pediram outro exame?"

"Não."

Não pediram outro exame para o marido! Estavam há quatro anos introduzindo sondas e transdutores sem checar se a infertilidade do casal tinha relação com as condições do marido. Preferiram impor ao corpo dessa mulher procedimentos desconfortáveis, constrangedores e dolorosos, medicá-la com hormônios e submetê-la a uma dolorosa investigação sem começar pelo exame que é o mais básico.

Olhei todos os exames, os ultrassons transvaginais, as dosagens hormonais, as dosagens de açúcar, examinei a paciente e estava tudo dentro da normalidade.

Agora, eu estou aqui pensando... se a investigação da infertilidade do casal demandasse um exame que fosse feito introduzindo um aparelho no ânus do marido ou uma sonda na uretra dele, será que os profissionais envolvidos não checariam oitenta vezes se tudo o que precisava ser visto antes já havia sido visto? Se todos os exames necessários já haviam sido feitos?

Mas é isso: ao que parece, no corpo da mulher pode.

51. Um passeio pelo meu corpo padrão. O meu padrão

Minha aparência me agrada. Manchas de sol na pele do rosto, manchas de espinhas, olheiras, rugas, a pele que começa a aceitar o tempo. Dentes nem tão brancos, lábios sempre ressecados, nariz com alguns cravinhos e um pouco largo. Orelhas pequenas, testa grande. Cabelo entre o crespo e o cacheado, alguns fios quebrados, outros tantos fios bem lindos.

Meu corpo cumpre sua função de me levar ao encontro das pessoas que amo e de me dar prazer. Prazer sexual, prazer no trabalho, prazer no convívio, prazer de comer, de cantar, de ser.

Peitos que amamentam não são duros nem empinados e, mesmo assim, eu os amo. Amo o prazer que me proporcionam no sexo, na amamentação e ao contemplá-los diante do espelho.

A barriga tem mais pele que antes, e essa pele tem as marcas de um dos momentos mais doces e deliciosos que minhas lembranças guardam. A espera por minha filha

As estrias, a flacidez, o umbigo, que ficou diferente. Tenho amor, respeito e gratidão especiais por minha barriga.

Minhas coxas não estão mais duras. Pretendo fortalecê-las em busca de mais saúde para os meus joelhos. Minhas pernas me levam e eu as agradeço diariamente por suportarem meu desejo intenso de experimentar o mundo.

Não há quem me convença a me anestesiar e me submeter a uma cirurgia para consertar o que está perfeito. Meu corpo está perfeito e nele eu carrego a minha história.

Cremes caros, tratamentos doloridos... desculpem, tenho preguiça. (Mas maquiagem eu adoro!)

Eu me sinto triste às vezes. Em alguns momentos, me sinto terrivelmente triste. Chega a doer. Vez ou outra me sinto absurdamente feliz e eufórica. Na maior parte do tempo, estou bem. Sinto-me serena, tranquila.

Não preciso medicar minhas tristezas. Elas fazem parte de mim. É também por elas que eu me amo e que outras pessoas me amam. Não quero normalizar meus sentimentos. Quero ser eu e poder senti-los todos.

Há um enorme mercado a vender normalidade. Sem crítica, acabamos aniquilando as nossas características mais únicas e especiais para entrarmos dentro de um padrão. O peito duro e empinado, a barriga reta e sem gordura, a vulva de tal jeito, a pele, o cabelo, os pelos, as unhas, o humor, o sono, o tamanho do pênis, a grossura dos lábios... não tem fim.

Aliás, tem. O ponto final eu coloquei. Hoje me sinto bem como sou, tranquila com a minha aparência, com meus desejos e amores. Um dia nos disseram que precisávamos refazer nosso corpo. Consertá-lo! Caso contrário, o marido iria embora! Um dia nos disseram que ele olharia para a outra mulher mais jovem na rua. E nós, mulheres, acreditamos! Eu mesma acreditei até ver casais se desfazendo e maridos indo embora depois da abdominoplastia e da mamoplastia, que deixaram o peito empinado, a barriga reta e o corpo "correto" de novo.

Minhas descobertas se tornaram doces quando eu descobri que meu corpo despertava desejo, amor e encantamento mesmo flácido, marcado e "errado". O medo da dor de transar depois do parto foi substituído por deliciosas experiências regadas de zelo, afeto e desejo!

Hoje eu sei e sinto que o meu corpo só deve e precisa servir a mim. Quem quiser ir embora, que vá. Eu fico. Inteira. Eu não me abandono nunca mais.

52. Sofrimento de mulher

"Bom dia, doutora. Vim porque preciso fazer alguns exames. Desde o nascimento da minha filha não voltei mais ao médico."

"Que bom que veio. Tem alguma preocupação específica? Como tem se sentido?"

"Esgotada. Muito cansada. Pode ser que seja anemia ou tireoide."

"Pode ser... me fale um pouco mais sobre a sua rotina."

"Só cuido da minha filha, doutora."

Seu nome era Débora. Tinha olheiras como as minhas e um olhar triste e desanimado. Engenheira, 34 anos, se equilibrando para não deixar escorrer a lágrima que enchia seus olhos.

"Só?!", perguntei querendo dizer que aquilo já era muito.

"Só. Parei de trabalhar. Minha vida atualmente é cuidar da minha filha e da casa."

"E como tem sido isso pra você?"

"Tenho me sentido muito mal, doutora. Dores no corpo, sono horrível. Acordo de manhã como se não tivesse dormido. Choro muito e me sinto presa em casa. Não tenho saído nem pra fazer compra no supermercado. Unha, cabelo, não faço nada."

"Você é casada?"

"Sim. Meu marido trabalha, chega em casa às seis da tarde e acha um absurdo eu estar cansada e mal-humorada, já que passei o dia todo só cuidando da casa e da nossa filha. É incapaz de dar um banho, de esquentar uma comida, de organizar uma mesa. E acha ruim quando eu deito na cama e durmo ou quando eu digo que estou cansada e não quero sair nos finais de semana."

"Alguém te dá um suporte? Alguém fica com sua filha quando você tem um compromisso?"

"Eu não tenho compromissos, doutora."

Débora estava por um triz. Era incapaz de conversar sobre seus sentimentos em relação à filha. Sempre desviava do assunto. Não por desamor, mas pelo peso da solidão materna que experimentava. Cada vez mais distante do marido, se aninhou nessa tristeza, mas, por algum motivo, bateu em minha porta para pedir ajuda.

"Sabe, doutora, tenho proposta pra voltar a trabalhar. Minha filha está se adaptando à escola e hoje tenho algumas horas do dia pra fazer as minhas coisas, mas ando sem coragem. Fico me perguntando quando vou conseguir me organizar pra retomar meus projetos. Quando a vida vai se organizar pra eu voltar a fazer uma academia, voltar a trabalhar...?"

"Eu acho que eu tenho uma resposta: nunca."
E gargalhamos.
"A cada fase há um novo desafio. As coisas não ficam mais fáceis, pelo contrário. E parece que você está sozinha nessa."
"Mas eu estou esgotada, doutora. Eu preciso de um remédio, um calmante, qualquer coisa pra eu não ficar doida."
"O que você acha que o remédio poderia fazer por você?"
"Não sei. Me deixar mais calma, melhorar essas dores no corpo, essa tristeza, esse desânimo. Eu tenho uma casa inteira pra arrumar sozinha, almoço pra fazer..."
"E por quanto tempo mais você acha que o remédio te ajudaria a se anular e aguentar essa vida sem alegria, sem apoio, sem esperança?"
Débora abaixou a cabeça. Parecia nervosa e insatisfeita com os meus questionamentos.
"Não sei. Eu só sei de agora. E agora eu preciso de um remédio."
"Só acho que precisamos pensar em outras estratégias, pois o remédio sozinho não vai levantar e resolver essas questões."
Débora chorou. Muito. Sem disfarce.
"Eu precisava era de apoio, sabe, doutora? Eu olho no espelho e não me reconheço."
"Quem você via antes no espelho?"
"Eu era uma mulher dinâmica, ativa, alegre. Meu marido sempre foi essa planta, mesmo, mas eu nem li-

gava. Tava sempre arrumada, gostava de trabalhar, fazia projetos sociais, fazia ginástica, corria. Hoje eu me vejo uma morta-viva."

"O que você acha que precisa fazer? Quer pensar em algumas possibilidades?"

"Não consigo pensar em nada, doutora."

"Débora, eu tenho uma filha de 1 ano. Ela é supertranquila. Meu marido é parceiro, minha mãe, minha irmã, minha amiga me ajudam de verdade e, mesmo assim, eu estou morta de cansada! Veja: eu tenho muito apoio e ela só tem 1 aninho. Você está há quase 3 anos nessa rotina louca. Sozinha! Acho que a primeira coisa que precisamos fazer é construir uma rede de apoio pra você ter um respiro!"

E ela sorriu pela primeira vez.

"Como está a situação financeira de vocês?"

"Está razoável."

"O que você acha de uma pessoa para te ajudar com a limpeza da casa duas vezes por semana?"

"Eu acharia ótimo! Como não pensei nisso antes?"

"É que, quando a gente tá mergulhado no caos, não para pra pensar nas soluções."

"Lá perto da minha casa tem um restaurante muito bom. Eu tinha até pensado em almoçar lá com a minha filha pra não ter que cozinhar quando eu voltasse a trabalhar."

"Acho uma boa saída."

"Eu estava com muita dó de deixar minha filha mais tempo na escola, mas eu fico pensando: com meu marido não posso contar. E eu preciso voltar a cuidar de mim. Eu ando tão triste que nem tenho paciência pra conversar com ela, pra interagir."

Exames pedidos, estratégias anotadas em um papel, encaminhamento para psicoterapia sugerido e aceito, atestado para academia solicitado pela paciente, retorno marcado, me levanto para acompanhá-la até à porta.

"Sabe, doutora? Eu fico triste quando penso que tudo isso poderia ser evitado se meu marido fosse realmente um companheiro. Se ele dividisse comigo as obrigações e não empurrasse tudo pra cima de mim com a desculpa de que eu não estou trabalhando fora. Eu tô bem achando que o que eu preciso mesmo é de um marido novo. Um de verdade!"

E foi-se embora. Esqueceu a receita do medicamento em cima da mesa. Providencial.

Em uma semana, ela me mandou mensagem. Nem falou da receita. Já havia feito duas sessões de terapia e começaria a trabalhar na segunda seguinte.

Eu não costumo prescrever remédios para mulheres passando por situações assim. Isso não é falta de nenhuma substância química. Isso é um contexto sociocultural que adoece mulheres. Não há, ou há pouquíssimos homens vivendo essas angústias, porque eles não são demandados socialmente para dar conta dessas coisas. Por isso, me causa pavor medicar uma mulher para que ela aguente essa vida por mais dois ou três anos.

Acredito que a insatisfação dela é que a moveu a buscar algo realmente efetivo: a terapia, as conversas, as decisões. Em alguns momentos, percebo que o medicamento pode até mesmo atrasar essa tomada de decisão, já que traz um bem-estar causado por essa reordenação química do cérebro.

Entender quem precisa deles, e quando, é um exercício de escuta e de acompanhamento ao longo do tempo.

Contudo, como um encontro entre duas pessoas não é exato, não é matemático, às vezes as circunstâncias nos levam a tomar atitudes que julgamos tecnicamente inadequadas, como foi comigo ao prescrever um medicamento para ela. A receita que Débora esqueceu no consultório foi feita com um único objetivo: tentar não quebrar ali um vínculo ainda muito frágil entre nós. Negá-las poderia fazer com que ela não mais voltasse.

Lembro de ter dito a ela para ficar com a receita e não usar ainda. Esperar pelo menos duas semanas de encontros com a psicóloga.

Para cada encontro, para cada paciente, uma estratégia.

Débora retornou cerca de quinze dias depois com os exames. Estava bem melhor. Trouxe a filha e me contou as novidades.

"Estou trabalhando todas as tardes e duas manhãs. Nesses dois dias, ela fica na escola o dia todo. Tem uma moça me ajudando muito com as coisas em casa duas vezes por semana, e estamos pedindo comida. Meu ânimo é outro, minha disposição mudou, meu cuidado comigo também. Nas três manhãs que fico em casa, tenho feito ginástica e brincado com a Bia na praça."

"E seu marido? Como ele tem reagido?"

"Está carente, demandando minha atenção, coisa que não fazia havia tempos. Vamos ver o que sobra pra ele, né? Brincou tanto com a sorte que me deixou sem paciência pra essas coisas. Hoje vamos sair pra conversar."

Eu adoro quando uma mulher se vira, se resolve, se recupera e passa a entender que não precisa aguentar certas coisas.

53. Meu reencontro

"Boa tarde, doutora. Vim pra pegar alguns encaminhamentos. Estou me preparando para fazer cirurgia bariátrica e preciso de novos exames. Tenho que voltar na nutricionista e na psicóloga. Você pode fazer isso pra mim?"

"Claro. Posso, sim. Além dos encaminhamentos e exames, mais alguma coisa que precisamos ver hoje?"

"Acho que é só isso mesmo, doutora."

"Antes de te chamar, eu dei uma lida no seu prontuário e vi que você também está fazendo acompanhamento com o médico especialista do pulmão por causa de uma fibrose, é isso mesmo?"

"Sim. Fui fumante, mas por poucos anos. O que eu acho que mais contribui pra esses problemas foi que da infância até a idade adulta eu cozinhei em fogão a lenha. Inalei toda aquela fumaça. Já casada, trabalhei em um galpão onde vários caminhões ficavam ligados o dia todo. Aquela fuligem deixava até meu cabelo e minha pele sujos. Tantos anos respirando aquele ar que acabei com essa fibrose."

"A senhora tem razão. É muita fumaça por muito tempo."

Fizemos silêncio enquanto eu registrava as informações no computador. Vez ou outra, durante nossa conversa, eu havia notado que seus olhos ficavam marejados. Eu estava atrasada para o almoço. Não queria ter que comer correndo e voltar para o turno da tarde. Interrompi minhas perguntas mesmo sabendo que havia outras coisas para serem ditas. Ninguém é de ferro.

"Posso te examinar?"

E fomos até a maca. Pressão, coração, pulmão, abdome, pernas, pés, olhos, língua, pele, pescoço... A consulta caminhava para o fim.

"Dona Odete, fico feliz que a senhora esteja buscando ajuda e acho que estamos em um bom caminho pra tentar melhorar a qualidade de vida. O peso do corpo tem causado alguns transtornos e, quando isso acontece, é preciso repensar alguns hábitos. A senhora tem buscado amparo psicológico, e isso é muito positivo. Espero que mesmo depois da cirurgia você não pare de fazer suas sessões."

Era a deixa que ela precisava para se abrir.

"Sabe, doutora, foi com a ajuda da psicóloga que eu entendi muitas coisas que eu sinto. Tive muitos problemas na vida, porque sofri muita violência na minha infância. Minha mãe me batia muito. Muito! Hoje eu uso meu cabelo curto porque não suporto ver os fios grandes e lembrar de quando ela puxava meus cabelos e batia a minha cabeça na parede, até que eu caísse no chão. Eu era só uma criança. Apanhei tanto, mas tanto, que essas coisas mexeram com a minha autoestima e a minha saúde. Durante muitos anos, carreguei muito rancor em relação à minha mãe. Hoje tem sido mais fácil lidar com essas lembranças."

"Que bom que esse entendimento e esse amadurecimento das emoções em relação à sua mãe estejam evoluindo dessa forma, Odete."

"Doutora, há pouco tempo eu descobri que minha avó era uma mulher muito ruim. Ela batia na minha mãe desse mesmo jeito. Foi quando descobri isso que consegui amenizar esse rancor dentro de mim. Minha mãe faleceu recentemente e fui eu quem cuidou dela nos últimos anos de vida. Ela teve Alzheimer. Todo esse processo de cuidar dela foi muito importante pra mim. Carregá-la nos braços, cantar pra ela dormir, dar banho, trocar a fralda, dar a comida na boca... acho que pude ser mãe dela por esse tempo. Todo esse cuidado me fez amá-la e entendê-la. Fiz as pazes com o meu passado. Quando ela morreu eu fiquei profundamente triste, porém, percebi que nosso laço de amor havia superado a violência física que nós duas vivemos. Eu sou muito melhor como mãe dos meus filhos hoje do que era antes de cuidar dela."

Odete foi embora e deixou essa história de perdão e resiliência para me inspirar para a vida toda. Esse encontro foi muito especial para mim!

54. Atestado para academia

"João Paulo."

"Sou eu."

Um jovem de 17 anos.

"Fique à vontade, João. Pode sentar aqui. Bom dia! Como eu posso te ajudar?"

"Marquei essa consulta ontem. Primeira médica que tinha vaga de desistência. Marquei de última hora porque preciso de um atestado pra fazer musculação."

"Ótimo. Notícia boa. Procurando atividade física! E, além do atestado, mais alguma coisa que você queira resolver hoje?"

"Como assim?"

"Mais alguma coisa em relação a você, à sua saúde que você gostaria de falar?"

"Mas, pode?"

"Claro."

"Achei que você ia só me dar o atestado", e riu. "Ah... já que você perguntou, eu queria saber se quando a gente tá namorando dá pra transar sem camisinha."

"Importante pergunta... O que você pensa sobre isso?"

"Eu acho que dá, se você confia na pessoa."

"Entendo. Então, se uma pessoa é digna da nossa confiança por ser uma pessoa verdadeira, honesta, e ela não tem nenhuma doença sexualmente transmissível. Garantido."

"Assim... se é uma pessoa bacana, verdadeira, se ela tiver uma doença, ela vai falar, não?"

"Se ela souber que tem, acho que ela pode decidir falar, sim. Ou não..."

"É... se ela não souber que tem uma doença, mesmo que ela seja uma pessoa legal, ela não vai falar, né. Ela não sabe que tem..."

"É.."

"E você acha que se os dois fizerem exame de sangue pra provar que não estão doentes dá certo transar sem camisinha."

"Muitas pessoas optam por fazer isso, né?... É um caminho um pouco menos inseguro, mas acho que não é exatamente uma certeza."

"Por quê?"

"Por dois motivos. Primeiro, por que existe um período chamado "janela imunológica". A pessoa contraiu a doença há pouco tempo e o exame ainda dá negativo. A gente acha que tá tudo bem, mas não tá. Em segundo lugar: mesmo que a pessoa não tenha nada naquele momento, ela pode ter outras relações com outras pessoas durante um namoro e pegar."

"Tá difícil, doutora."

"João, essa escolha é sua e da sua parceira. Vai depender do tipo de relacionamento que vocês têm, da forma como esses limites estão pactuados, da confiança, de tudo isso. Na dúvida, talvez seja uma boa opção adiar essa decisão de tirar o preservativo. Conversa com ela!"

"Eu tava só curioso, doutora! Eu ainda nem tenho namorada!"

Gargalhei!

55. Era um bebê de 1 mês e 23 dias

Mãe cuidadosa, tia preocupada. Lena e Karina entraram juntas, e desconfiadas, no consultório. Nossa equipe era a única possibilidade de solução do problema, já que estava fora das suas possibilidades financeiras arcar com o valor de uma consulta particular. Lena quis falar.

"Estou desesperada, doutora. Ele mamava bem, com força, estava crescendo, se desenvolvendo. Já tem uns vinte dias que ele tá assim. Sonolento, não suga o meu peito com a mesma força, chora muito, fica menos de um minuto no peito e já solta. Volta leite pela boca na maioria das vezes... Já levei na UPA três vezes e falaram que era cólica e refluxo. Deixaram remédio de dor e febre de seis em seis horas e de refluxo de doze em doze horas. Também estou dando remédio pra gases e pra cólica. Mesmo assim ele não melhora."

"Você disse que há vinte dias ele estava bem. O que mudou na rotina dele?"

"Bom, ele tava mamando só no peito, mas, mesmo esvaziando as duas mamas, depois de uma hora já estava com fome de novo. Percebi que era o meu leite que estava fraco e resolvi dar o leite em pó. Foi aí que tudo começou."

"E ela tá fumando, viu doutora?", denunciou a irmã, Karina.

"Mas eu não fumo perto dele."

"Mas passa pelo leite, né doutora?"

E a mãe sorriu sem graça.

"Você tem vontade de parar?"

"Tenho, doutora, mas essa situação tem me deixado mais ansiosa, e a vontade de fumar fica ainda maior."

"Você poderia colocá-lo no peito? Quero ver como ele está mamando."

Foram segundos. Uma pega fraca, bebê sonolento, mesmo quando estimulado. Mamou um pouco e logo começou a chorar e se agitar.

"Isso porque ele tá com fome", disse chorosa e preocupada. "Não comeu nada hoje."

Examinei a criança. Do fio do cabelo até a ponta do pé. Nada! Ganhando peso normalmente, sem febre. Sem nenhum sinal de doença grave. Pedi que a mãe o acalmasse até dormir, para observarmos o sono, que, segundo ela, estava agitado e interrompido inúmeras vezes, porque a criança se assustava.

Era angustiante observar. A cada minuto, a criança se agitava, esticava os bracinhos, chorava, resmungava e voltava a dormir.

"É o tempo todo assim, doutora!"

ERA UM BEBÊ DE 1 MÊS E 23 DIAS

Aqueles abalos me preocuparam, porque, se estivessem se sustentando por muito tempo sem um motivo aparente, poderiam equivaler a convulsões...

"A médica da UPA disse que ele precisa fazer um exame da cabeça para ver o que tá acontecendo."

Enquanto isso, eu pensava: *ele acabou de mamar e chorar, deve estar soluçando... Mas será convulsão? Mas convulsão só quando dorme? Só quando chora...? Já pensou ter que sedar esse pedacinho de gente pra fazer um exame por causa dessa dúvida? Mas, e se eu não pedir o exame e forem convulsões, realmente?! Mas ele tá tão bem! Tá se desenvolvendo perfeitamente... Nessa idade, os sinais são poucos, mesmo... Se eu deixar passar, pode ser tarde... Vou pedir o exame da cabecinha dele. A mãe não vai confiar em mim se eu contrariar a pediatra.*

Queira pedir socorro! Resolvi ser franca com aquela família e expor todas essas incertezas e riscos para Lena e Karina.

"Eu sei que é angustiante e posso imaginar a preocupação de vocês, mas acompanhem meu raciocínio. Se analisarmos friamente, toda essa confusão começou quando começamos a dar outro leite pra ele. Além disso, ele está tomando três remédios todos os dias, um de seis em seis horas. Esses remédios podem estar contribuindo para causar essa sonolência. Eu gostaria que a gente tirasse todos esses remédios e o leite. Podemos deixar só o seu leite, que é o mais adequado pra ele. E observamos como ele fica até sexta feira."

"Mas e o exame?"

"Podemos decidir na sexta?"

"Tá bom...", respondeu a mãe, desconfiada.

"Depois das mamadas, deixe ele em pé no colo, sem sacudir muito, pelo menos por 20 minutinhos. Qualquer preocupação, entre em contato com a gente aqui."

E assim, pactuamos um novo encontro em três dias.

Sexta-feira. Voltam a mãe, a tia e outras três crianças. Os irmãos daquele bebezinho. Todo mundo dentro do consultório. Lena e Karina comemoravam a melhora do pequeno. Ele, no peito da mãe, mamava feito um bezerrinho.

"Doutora, ele tá ótimo. Voltou a ser o que era. Tá dormindo tranquilo. Só estou dando o remédio de cólica, de vez em quando, quando ele chora aquele choro espremido à noite, sabe?!"

"Sei."

"E ela parou de fumar, viu, doutora? Tô vigiando."

"Parei! E hoje eu aproveitei que o meu pequenininho tá ótimo e não vai precisar da consulta e trouxe meus outros três pra senhora olhar."

"Senhora, não. Você."

"Você... minha anja!"

56. "É difícil dizer..."

Uma mulher acuada, sob o olhar vigilante do marido, terminou assim uma consulta que deveria ter sido rápida. Era nosso primeiro encontro. Ela só queria renovar sua receita.

"Parei de tomar os remédios por um tempo, mas tenho piorado muito nos últimos dias. Quero voltar a tomar."

A piora veio com o adoecimento da filha mais nova.

"Ela foi ao médico e ele disse que o que ela tem é depressão. Isso mexeu demais comigo, doutora."

Há cerca de quinze anos, Angelina usava dois tipos de antidepressivo e um comprimido para dormir.

"E nesse período, você notou alguma melhora?"

Cabisbaixa e de olhos marejados, ela fez com os ombros um sinal que traduzia bem sua apatia. O marido, impaciente, resmungava ao seu lado, vez ou outra.

"A senhora buscou alguma outra ajuda além dos remédios? Uma psicóloga, por exemplo?"

"Não."

Eu via que algo ali não permitia que a conversa prosperasse. A presença do marido, como um cachorro vigiando sua presa, não deixava que Angelina sequer levantasse a cabeça.

"Imagino que você esteja passando por uma fase difícil, mas você não precisa enfrentar isso sozinha. Busque ajuda! Acho que o acompanhamento psicológico pode te ajudar demais."

Ela ficou em silêncio enquanto eu terminava de refazer suas receitas.

"Você quer dizer alguma coisa?", perguntei sem esperanças.

"É difícil dizer, doutora", sussurrou, ao perceber que o marido se distraía ao celular.

Aproveitei para pedir alguns exames. Além de ver os resultados, queria dar outro motivo para que ela voltasse. Ela foi embora chorando. Dias depois nos encontramos novamente. Dessa vez, Angelina estava sozinha.

"Como passou desde aquele dia?"

"Caminhando."

"Tomou os remédios?"

"Sim."

"Marcou com a psicóloga."

"Ainda, não. Minha filha vai precisar se tratar e eu preferi dar prioridade ao tratamento dela."

"E como estão as coisas em casa?"

Parece que era a pergunta que ela precisava ouvir.

"Doutora, eu sobrevivo. Meu marido é um homem muito difícil. Depois daquela primeira consulta, ele saiu daqui me xingando, dizendo que eu falo demais. Que não tem necessidade dessa palhaçada de psicóloga, não. Que isso era coisa da sua cabeça. Sabe, doutora? Eu guardo muita mágoa dele. Quando nos conhecemos, eu era uma pessoa cheia de vida. Ele me transformou numa mulher triste. Uma vez, eu adoeci. Precisei de remédios. Estávamos recém-casados, e ele tinha saído do emprego para ficar à toa em casa. Eu pedi a ele que me emprestasse dinheiro pra comprar os medicamentos e ele me negou. Doutora, eu vendi comida da minha casa pra comprar... Depois desse dia, eu pedi muito a Deus que me ajudasse a não depender dele. Do zero eu montei uma loja de coisas de casa. Comecei a ganhar um dinheiro e ele se encostou em mim. Quando eu preciso que ele fique na loja por um minuto pra eu fazer alguma coisa, ele me xinga e fala que não é meu empregado. Grita comigo lá dentro. Todo mundo olha. Quase morro de vergonha. Eu ganho bem. A loja vende muito. As despesas da casa são todas minhas, mas, pra todo mundo que nos conhece, ele fica pagando de bom marido, como se sustentasse a casa. Ele não faz nada. É um peso na minha vida."

"A senhora consegue imaginar como seria sua vida sem ele?"

"Não penso nisso, doutora. Sou muito católica. Na minha família somos dez irmãos. Nunca houve uma separação."

"Mas seus irmãos são felizes? Vivem bem?"

"Sim. Inclusive, a maioria deles não vai mais na minha casa porque fica revoltada com a forma como o meu marido me trata e trata os nossos filhos."

"Na sua fé, na sua religião, é aprovável viver infeliz?"

E ela ficou em silêncio. Eu continuei.

"Porque nunca é só uma pessoa que sofre, né? Os filhos todos sofrem."

"Todos os meus filhos estão tomando antidepressivos. Meu marido adoece qualquer um, doutora."

"Você consegue apenas imaginar como seria sua vida sem ele? Tenta? Só tenta imaginar."

Ela fechou os olhos e sorriu:

"Eu não tomaria remédio."

E respirou fundo.

"Quando saímos daqui, na última consulta, eu queria marcar com a psicóloga que a senhora indicou. Ele não deixou. Dinheiro eu tenho, mas ele não deixa. Eu não compro nada pra mim. Eu comprei um carro e quem dirige é ele. Quando eu peço pra ele me levar em algum lugar, o mundo cai em cima da minha cabeça. O meu carro, com a minha gasolina, guardado na garagem da casa que eu comprei com o meu trabalho."

"Que amarras invisíveis são essas que seu marido usa pra te manter assim? Quem ouve você falando acha que quem precisa dele é você, quando, na verdade, é exatamente o contrário. É ele quem precisa de você pra tudo!"

"Sim."

"É claro que ele não quer que você se trate. Ele vai fazer de tudo pra que você não marque com a psicóloga! Imagina se ele vai deixar alguém estragar a vida boa que ele leva! Ele precisa de você assim: triste, humilhada, pra baixo, se sentindo inferior. É graças a isso que ele te domina."

Angelina me atravessou com um olhar de fúria. Parecia que aquelas palavras haviam despertado nela o incontrolável.

"Não. Eu não vou deixar. Ele não vai mais me tratar assim."

E não deixou, mesmo. Cerca de dois meses depois ela veio me contar que se separou, colocou o ex-marido para fora de casa e entrou para a autoescola. Aos 60 anos, tomou para si a direção de sua própria vida.

Porque não se trata machismo com antidepressivo. Não é efetivo. Não funciona.

57. O primitivo em nós

Anderson estava doente. Contudo, antes de falar do que lhe minava a saúde física e mental, quis se justificar.

"Eu sou educador físico, me especializei em musculação, sou atleta de fisiculturismo. Leio muito, doutora. Sei o que estou fazendo. Faço acompanhamento com endocrinologista, com nutricionista esportivo. Não sou irresponsável. Só estou doente e preciso da sua ajuda."

Era um homem jovem. Trinta e quatro anos. Cada músculo do seu corpo havia sido esculpido por anos e anos de treinamento intenso.

"Não estou conseguindo fazer quase nada. Estou me preparando para um campeonato. Preciso ganhar 7 quilos. Minha dieta é pesadíssima, meu treinamento é de um atleta de ponta, mas eu sinto que estou morrendo."

Era o que parecia.

Para levantar da cadeira e se deitar na maca, Anderson carregava um piano. Abatido, triste. Uma montanha de músculos de aparência assustadoramente frágil.

A pressão: 19 por 13. A frequência cardíaca: 118, a barriga suava.

"A pressão é assim mesmo. O que me preocupa é o fígado. Os últimos exames mostraram alterações no fígado e na próstata."

Anderson usava insulina – sem ser diabético –, testosterona, diuréticos, incontáveis cápsulas de suplementação e cargas altíssimas de proteína diariamente. Dormia cerca de duas horas por noite. Não conseguia dormir mais. Fez de si uma máquina, mas até as máquinas param.

Não adiantava dizer. Aliás, não era preciso. Ele buscava abrigo.

"Não posso parar agora. Tenho muitos compromissos. É muita gente envolvida." E suspirou... "Tenho medo de não chegar até a competição. Minha barriga dói o dia todo. Minha cabeça, meu coração, meu corpo estão pedindo descanso."

"E tudo isso ainda faz algum sentido pra você?"

"Não mais. Antes, fazia. Eu era jovem e gostava de competir, estar entre os melhores, me superar. Curtia o meu corpo, gostava de ver esse desenvolvimento... hoje eu busco um sentido para seguir. Porque não é fácil desistir, doutora. Perder pra gente mesmo. Essa palavra: desistir. Isso pesa mais que uma tonelada. É o ego. É o primitivo que mora em mim. Eu me viciei em competir e ganhar. E o pior é que não existe fisiculturismo sem anabolizante. Não existe. As pessoas que competem estão assim. Se ainda não estão, é só uma questão de tempo para ficar."

"Você quer continuar?"

"Não. Eu não quero. Eu quero parar. Vai ser só mais este ano."

"Do jeito que você está hoje, você não aguenta manter essa vida até lá. Aliás, você está em risco. Deveria ir para uma unidade de urgência para avaliação."

"Eu preciso aguentar."

E seguiu. Hipertenso, com aumento da próstata, com uma lesão no fígado, com dores abdominais, dor de cabeça, dores articulares, fadiga, esgotamento. Foi alimentar o primitivo que habita seu corpo. O inatingível, o inalcançável. Foi honrar seu compromisso.

Um mês depois ele voltou com os exames que eu pedi. A situação era ainda mais grave do que ele próprio pensava. Já não era mais uma escolha. Seu corpo o deteve. Não conseguiu seguir se preparando para a competição que faria no final daquele ano. Era o seu fim.

Ou seu recomeço.

58. Doença de rico

As doenças têm relevância em dois lugares: na universidade e no centro do sistema. No centro das cidades, nos centros econômicos, no centro do capitalismo, no centro do estado, no centro do país. Nas periferias, pouco importa.

Ali, nas salas de aula, nos simpósios, nos congressos, as doenças são estrelas. Há um ar de investigação glamourosa, quase policial, na busca pelo diagnóstico. Comemoram-se os resultados de exames que nos fazem chegar mais próximos do nome da dor, da causa do sintoma. Dar nome. Isso é importante. Um diagnóstico correto é essencial para um tratamento correto e para a melhora das condições do paciente, certo?

Certo para o centro. Nas periferias, talvez não.

Juliana veio acompanhada da sobrinha. Veio renovar a receita de um anticoagulante que estava tomando desde o ano passado, depois de um caso de trombose na perna.

Ela era uma mulher negra, retinta, gorda, de apenas 35 anos.

Tudo começou quando Juliana apresentou sangramento vaginal por um longo período e peregrinou por consultórios à procura de solução. Mulher negra e obesa, de praxe, não foi examinada. Pediram exames.

Com o resultado nas mãos, um profissional disse a ela assim:

"Eu não vou assumir o seu caso porque você não quer emagrecer e não tem como eu acompanhar uma paciente que não emagrece. Mas, se eu fosse assumir, falaria pra você usar dois comprimidos de anticoncepcional por dia. Assim você ia parar de sangrar."

Nessa época, Juliana já era obesa, hipertensa e diabética. O que significa dizer que ela não era uma boa candidata a usar pílula anticoncepcional com determinada formulação. Quanto mais dois comprimidos.

Dito e feito. Ela usou por quase vinte dias e teve uma trombose na perna em consequência disso.

Juliana sempre quis engravidar. Sempre! Mas o que é o desejo de uma mulher preta, gorda e periférica, né? Nada. Ela tinha sinais claríssimos de síndrome dos ovários policísticos, conhecida pela sigla SOP. Uma condição que pode levar mulheres à obesidade, à infertilidade e ao desenvolvimento de diabetes.

O profissional que disse que ela deveria usar dois comprimidos de anticoncepcional até informou que o diagnóstico era esse, mas não iniciou tratamento.

Eu perguntei a ela se em algum momento desse calvário alguém já tinha tratado a SOP de fato. Ela disse que sim. Com anticoncepcionais, quando ela tinha uns 20 e poucos anos.

"Mas você sempre quis engravidar e nunca conseguiu. Como você estava usando pílula?"

"Disseram que ia melhorar o meu ovário."

Peguei seus exames. A data era de 2018. Lá, havia dois anos, ela já tinha exames que mostravam a necessidade de controle medicamentoso da glicose. Sabe o que ela está tomando atualmente? Nada. Absolutamente nada.

Não deram a ela o direito de tentar engravidar. Deram a ela uma trombose e o uso de um medicamento anticoagulante. Deram a ela o diabetes, o medo de médico e uma revolta que ela não conseguia nomear.

Hoje eu nomeei pra ela.

"Tudo isso que você viveu, toda essa negligência, todo esse descaso tem um nome. Chama-se racismo."

59. Procura-se um pai

Pedro era só uma criança. Apesar dos 6 anos recém-completados, já carregava um pesado rótulo por conta de seus problemas na escola. Reagindo de forma violenta a estímulos banais e sendo chamado de "incontrolável" pela professora, ele "era um estorvo do qual a escola queria se livrar". Palavras da mãe. Um profissional já havia, em uma consulta de 15 minutos, dito que ele era hiperativo e que precisava tomar remédio. A mãe guardou a receita, amedrontada com a possibilidade de maquiar quimicamente aquela situação. Sábia!

No consultório, Pedro enfrentou com birra e resmungos todos os "nãos" que a mãe lhe deu. Mexeu nos meus equipamentos, derrubou um frasco com materiais de consulta, quase caiu da maca, pegou luva, abriu a porta do banheiro. Só sossegou quando a mãe o sacudiu pelos dois braços, de forma enérgica, enquanto falava alto: "Não, Pedro. Não faça isso."

Eu peguei uns brinquedos que sempre deixo no consultório, me agachei perto de onde ele estava e falei:

"Você pode brincar com esses, se você quiser. E pode desenhar nesse bloquinho de papel com esses lápis coloridos, tá?"

Ele serenou.

O resumo da ópera dado por Bia era mais ou menos assim: a mãe sobrecarregada se dividia entre trabalhar muito e cuidar da casa e do filho. Nos seus momentos de folga, dava um celular para o garoto para conseguir fazer comida e organizar minimamente o apartamento onde moram. O pai ausente, apesar de fisicamente próximo, funcionário público, trabalhava meio horário. Aos finais de semana assistia a séries, jogava videogame sozinho e implicava com o filho, quando ele tentava estar dentro dessas atividades com o pai. A avó, que assumia os cuidados da criança na impossibilidade de a mãe fazer isso (mesmo que o pai estivesse presente e com tempo livre), comprava e mimava a criança com presentes e permissividade, numa tentativa de fazê-lo se comportar de forma mais adequada.

Era a receita de uma bomba-relógio.

"Ok, sejamos práticos. Aparentemente, não podemos contar com seu marido. Pelo menos essa é a realidade deste momento. Correto?"

Ela não conseguiu responder. Acho que ainda não tinha ouvido sua própria realidade estampada em uma frase.

"Aparentemente, sua mãe está aberta a uma conversa, não é mesmo?"

"Sim."

"Certo. Antes de mais nada, Pedro precisa de uma psicóloga. É uma necessidade básica neste momento. Assim como ele precisa comer, tomar água, vestir, ele também precisa de uma psicóloga."

E ela balançou a cabeça concordando. Seus olhos já marejavam.

"Você precisa de ajuda. Ajuda em diversos sentidos. Você precisa de ajuda com a casa. Alguém pra te ajudar na limpeza, pra que você não passe o seu tempo de descanso se cansando ainda mais."

"Meu marido não 'ajuda'."

"Ele pode pagar uma pessoa para limpar a casa dele? A casa que ele também mora? Porque ele também mora lá e contribui sujando, né?"

Ela riu, sem graça.

"Bia, você só trabalha. Está esgotada, desesperada buscando ajuda para o seu filho sozinha, como se essa fosse uma questão só sua. Isso te incomoda?"

"Muito, mas não sei ser diferente. Não consigo chegar e conversar com quem poderia me ajudar."

"Poderia ou deveria? Aliás, eu não gosto da palavra 'ajuda' quando estamos falando das obrigações de alguém."

Sem que eu precisasse perguntar ou citar nomes ou explicitar de quem estávamos falando, Bia sussurrou:

"O pai tá em casa agora jogando videogame. Disse que ia terminar a partida e depois sairia para 'espairecer um pouco' num bar com os amigos."

Eu não disse nada. Apenas me mantive em silêncio olhando-a nos olhos.

"Ele não muda, doutora. Ele é assim. Já estamos juntos há dez anos. Ele tá cada vez pior. Mais distante do filho, mais distante de mim, mais despreocupado com a casa.

"Ele não muda porque a vida dele é muito boa, ora. Se eu tivesse essa vida, eu também não ia querer mexer em nada."

Ela me olhava atentamente.

"Quem se incomoda é que muda. A carga de todo o trabalho da casa e do cuidado com o Pedro recai sobre você. Você está buscando um jeito de melhorar a situação. Está pesado fazer tudo sozinha."

"Muito."

"Não podemos esperar uma decisão de mudança do seu marido. Contar com o dia em que ele vai acordar inspirado e falar: 'Minha vida tá ótima mas a da minha esposa tá horrível. Vou começar a minha mudança de atitude para que as coisas fiquem mais justas e equilibradas nesta casa!'"

Ela sorriu:

"Nunca!"

"É isso. Vamos começar de você, o que acha?"

E assim eu a convenci a buscar um psicólogo para si. Ao final da consulta, Bia questionou de forma gentil:

"Mas eu marquei a consulta para o Pedro, pra saber se ele deveria ou não tomar esse remédio. E quem sai com encaminhamento sou eu?"

"Guarda a receita, procura a psicóloga e conversamos em dois meses.

Ela voltou. Parecia outra pessoa. Do semblante à roupa, passando pela maquiagem e o cabelo novo, tudo estava mais leve, diferente. Pudera! Bia contratou uma moça para ajudá-la em casa duas vezes por semana. Quem está pagando é o marido. Bia dividiu as tarefas em uma tabela de atividades da semana. Eu vi a foto disso! Ninguém me contou. Eu vi! Agora o marido tinha que participar "ou estava fora", palavras dela. Bia reduziu o horário do filho na escola e fez com que o pai descesse para a pracinha do bairro para acompanhá-lo por uma hora nas brincadeiras todos os dias de manhã. Bia está chegando em casa no final da tarde e agora tem tempo e ânimo para ficar com o filho de verdade.

Foram só dois meses. Muitas águas passarão por essa ponte ainda, mas Pedro e Bia me ensinaram muito.

A principal lição que fica é a responsabilidade que temos com um carimbo na mão. A tentação de prescrever uma droga qualquer que amenizasse rapidamente o sofrimento daquela mãe e de seu filho foi imensa. Somos treinados para isso. O raciocínio já vai lá na frente: a criança mais calma, a mãe mais aliviada: pronto! Tudo mais fácil para ela.

O que pouca gente percebe é que a indignação da mãe, sua revolta, seu esgotamento, sua sobrecarga são ingredientes essenciais para se fazer um bolo muito mais bonito! O comportamento inadequado de Pedro, sua impulsividade, sua agressividade eram a forma que ele encontrou de gritar. E é sério que a gente estuda medicina oito anos ou mais para aprender a amordaçar o Pedro com um comprimido?!

A decisão foi dura. Deixá-lo ir embora com a mãe, sem medicamentos, gritando, espernando, se debatendo, implorando por atenção, presença, amor e limites. O esgotamento de Bia era o fermento. É bem provável que, aliviada pela medicalização do filho, ela não mais buscaria mudanças reais. Um maior comprometimento do marido com as questões da casa, por exemplo.

É assustador saber que uma receita com um remédio poderia terminar de aniquilar com as chances de Pedro ter um pai. São inúmeros fatores envolvidos, é óbvio. As coisas são complexas, mas dá para perceber o tamanho da nossa responsabilidade. Não é só um "remedinho". Nunca é.

60. "Será Alzheimer, doutora?"

"Estamos preocupados. Meu pai nunca foi assim. Até dois meses atrás, ele fazia tudo sozinho. Viajava pra roça sem ninguém. Fazia tudo. Em maio ele foi internado com uma pneumonia. Desde então ficou amuado, triste, brigão. E agora tá ficando agressivo. Ontem falou pra minha mãe sair de perto dele porque ele tava com raiva de todo mundo. Ele nunca fez isso."

Quatro filhos do seu Benedito se espremiam no consultório, tamanha era a preocupação com a saúde do pai. Ele, com 88 anos, não disse uma palavra sequer. Deixou todo mundo falar bastante. Eu, apressada, já desenhava o diagnóstico trágico.

"Será Alzheimer, doutora?"

"Calma. Seu Benedito, o senhor pode me contar como o senhor está?"

"Eu tô ótimo. Eles que estão achando que eu fiquei doido. Não deixam eu fazer nada!"

"Não é isso, doutora. Veja bem: ele tá agressivo, xingou minha mãe, tá brigando com todo mundo e mesmo assim quer que a gente deixe ele usar as ferramentas dele. Facão, serrote, martelo. Imagina o perigo."

"Sente aqui na maca, seu Benedito. Deixa eu te examinar. O senhor sabe que dia é hoje?"

"Dezoito de julho de 2019. Quinta-feira."

"Sabe que cidade é esta?"

"Belo Horizonte, capital de Minas Gerais."

"E onde o senhor mora?"

"Rua 13, número 287, casa 2. Bairro Horizonte."

"O senhor tem telefone?"

"Tenho sim, o número é 99557-8547."

"Sua mente tá boa!"

"Doutora, minha mente e o meu corpo estão ótimos, mas a minha família resolveu me proibir de fazer tudo que eu gosto. Como que não fica bravo com isso?!"

Os filhos se olharam.

"Ele tem razão. Como ele vai ficar bem, preso em casa, sem poder fazer o que gosta?"

"Mas e o perigo de se machucar?"

"É o mesmo perigo de antes, uai."

"Mas como a gente faz?"

"Fiquem por perto. Ajudem o pai de vocês a retomar a vida. Se não for pra fazer o que gosta, pra que viver?!"

Seu Benedito sorriu um sorriso lindo e largo. Estendeu suas mãos negras sobre os meus ombros e me sacudiu.

"Essa doutora é boa! A partir de agora eu me consulto só com ela."

61. Cativeiro

Dentre as coisas que eu não aprendi na faculdade, umas delas foi atender escravizados. Talvez meus professores não imaginassem ser esse um assunto necessário no Brasil do século XXI.

Eu sigo engasgada de tristeza. É um misto de revolta e vontade de arrastar a cara de uns fascistas no asfalto quente, mas, pela humanidade que me resta, preciso me manter afastada desses e de outros pensamentos violentos.

Ontem eu atendi o seu Juraci. Maranhense, "metade índio, metade preto", como ele mesmo disse. Perguntei se ele havia começado a tomar os medicamentos que eu prescrevi e ele contou que ainda não tinha conseguido dinheiro pra comprar. Falou que gastou tudo o que tinha fazendo os exames particulares porque estava muito preocupado com os sintomas da próstata e no SUS estava demorando para fazer.

Ele me contou que depois da consulta passaria no Magazine Luiza pra pegar mil reais emprestados, pois não tinha tido condições de comprar comida. Ele tem 64 anos e mora com um filho que trabalha fazendo bicos. Se você acha que ele está desempregado, você se engana. Ele está sendo escravizado pelo dono de uma construtora famosa na cidade.

O patrão dele mora num condomínio de luxo da região metropolitana. Tem diversos empreendimentos construídos em uma dezena de municípios no entorno da cidade. Vai iniciar uma obra gigantesca em uma região nobre daqui.

Seu Juraci me disse que o patrão tem vários carros. "Um para cada ocasião." É Juraci quem lava todos. Ele também cuida dos jardins da mansão. Mantém limpa a área externa gramada, cuida dos cachorros e das piscinas. Sabe quanto ele ganha por mês para fazer isso? Setecentos reais. Menos de um salário mínimo! Sem registro, sem direito a absolutamente nada. E ouve todos os dias que, se ele não quiser continuar, não tem problema. Outros vão querer.

Na casa, a moça que faz a limpeza ganha 80 reais por dia. Oitenta reais para limpar uma mansão sozinha. No prédio onde eu moro, pagamos 150 reais para um dia de limpeza. Ela chega às 7 e sai às 18 horas. Seu Juraci contou que, na última semana, ela pediu a ele 100 reais emprestados, mas ele não tinha. Aí ele resolveu pegar emprestado no Magazine Luiza para poder ajudá-la também.

Ele leva para o trabalho até o papel higiênico que usa no banheiro. Ele leva comida. Ele leva comida para a casa onde ele trabalha ganhando 700 reais por mês. Como o dinheiro é curto, ele almoça um pacote de biscoito recheado.

Eu jamais vou perdoar quem fez isso com ele. Essa gente que ama escravizar. Eu desejo a todos uma morte lenta e dolorosa.

Ah! Eu já ia me esquecendo de contar. Ele disse que, dentre as atribuições dele, estava limpar uma igrejinha. Sim. Uma igrejinha dentro da propriedade do patrão que o escraviza. Tirem suas próprias conclusões.

62. De graça

"Doutora, eu marquei essa consulta porque a senhora mandou recado na minha receita de remédio pra dormir. Estava escrito que era pra eu vir me consultar."

Ruth era uma senhora de 76 anos. Usava dois remédios inadequados para a sua idade. Um para "ansiedade" (há doze anos) e outro para "ajudar com a insônia".

"Certo. Que bom que a senhora veio. Eu fiquei mesmo preocupada, porque na sua idade esses remédios podem ser perigosos."

"Mas não consigo ficar sem eles, doutora. Sou muito ansiosa. Fico agitada."

"Como está sua rotina? Me conta um pouco como está sua vida."

"Na minha casa mora meu filho com a esposa e minha filha com o marido. Meus dois netinhos moram lá também. Um de 5 e o outro de 6 anos. Todos saem pra trabalhar às 6 horas e voltam à noite. Eu acordo às 5h30, faço café pra todo mundo e começo a arrumar a casa. As crianças acordam às 9 horas e eu cuido deles o dia todo.

Dou banho, dou café, almoço, lanche e janta. Nesse meio-tempo, eu lavo roupa, limpo a casa, limpo o quintal. À noite, eles chegam, eu sirvo a janta e limpo a cozinha. No final de semana, eles vão pra casa da sogra ou então ficam no celular, ou vendo TV. Aí, eu aproveito pra lavar os banheiros e adiantar alguma coisa pra semana."

"Que horas a senhora descansa?"

"Eu deito nove e meia da noite e apago. Só acordo no outro dia."

"Então a senhora não tem dificuldade para dormir."

"Não. Eu durmo bem. O problema é que sem o remédio eu fico agitada, nervosa. É muita coisa pra minha cabeça, né, doutora? Ainda tem as contas pra pagar. O dinheiro é curto..."

"Desculpe perguntar, mas, por que os seus filhos moram com a senhora?"

"Uai... eles falam que é pra me ajudar, né? Pra eu não ficar sozinha", e riu. "Quem me dera poder ficar sozinha! Nessa idade eu queria era sossego."

"Eles falam que ficam na sua casa pra ajudar a senhora?... Mas a senhora precisa de ajuda?"

"Eu não. Sou eu que faço tudo."

"Eu acho que se a gente fizer as contas, quem tá ajudando eles é a senhora."

E fizemos as contas. Colocamos todos os valores no papel. Mostrei para ela que todo o trabalho que ela executava *de graça* fazia cada um dos filhos economizar em torno de 3.400 reais por mês. O equivalente a três salários mínimos e meio. Enquanto isso, ela seguia tomando remédio para tolerar a vida ruim que está levando.

Deixei o papel com ela, para que ela pudesse olhar pra ele e todo dia pensar sobre aquilo. Marquei retorno em trinta dias. Ela saiu do consultório bastante mexida. Um dia disseram a ela que era obrigada a fazer tudo o que faz sem ser remunerada por isso. Hoje eu contei para ela que ela não é.

63. Direito adquirido

"Dona Amália, tá um pouquinho alto esse exame aqui, ó. A senhora tá comendo muita besteira?"

"Pão, doutora", interrompe a neta. "Ela come pão com um tanto de manteiga o dia inteiro! Eu falo, ela não escuta. Tá vendo, vó?! Agora a senhora vai me escutar e parar de comer esse tanto de pão que a senhora come o dia inteiro?"

"Não. Não vou parar, não, senhora! Eu vou comer pão, sim! De todo tipo, doce, salgado, recheado, na chapa, com manteiga, com geleia... eu amo pão! Doutora, eu pego o pão, eu olho pra ele, eu beijo ele antes de comer. Eu ponho ele na parede assim e fico imaginando: esse pão merece um quadro, de tão lindo. E eu vou na padaria, compro cinco e chego em casa só com três. Dois eu como no caminho. E vou continuar comendo, porque eu tenho 86 anos e tenho direito de comer o que eu quiser. Vem tirar meu pão pra você ver! E vai ser com manteiga. Muita manteiga. Você concorda comigo, doutora?!"

"Ô!"

64. Radical

Um homem trabalhador sofrendo com sintomas de sinusite há um mês me procurou. Saiu com a prescrição, as orientações e um atestado. Foi à farmácia do posto e pegou os remédios. Ficará afastado do trabalho por três dias e retornará à unidade se não houver melhora, para ajuste do tratamento e mais dias longe do trabalho.

Nada de mais. Um ser humano sendo tratado com a dignidade que todo ser humano merece. Saúde como um direito, não como uma mercadoria.

O neoliberalismo deseja mercantilizar todos os aspectos da vida. Não deve haver sobre a face da Terra nada que não possa ser chamado de mercadoria. Produto. Qualquer mínima chance de explorar até a última gota de sangue dos mais pobres será aproveitada sem piedade.

Tomar consciência de algumas coisas faz a gente se tornar radical. Ser radical não é necessariamente ser violento. Eu, por exemplo, sou radical e sou um amorzinho. Posso provar. Ser radical, radicalizar o pensamento, é não admitir que um trabalhador não possa descansar e cuidar da sua saúde em paz sem perder o emprego ou o salário do mês. Radicalizar é não admitir nenhuma exploração. Nenhuma opressão.

Não há problema em ser radical. Não há conciliação possível quando o outro lado não se importa com a nossa vida.

65. "Dá tchau pra doutora, filho!"

Era pra ser só uma consulta de uma criança gripada. Heitor, com 2 anos e 8 meses, ainda não falava. A mãe, preocupada com a tosse e eu observando seu comportamento. Enquanto ela me contava se o filho teve febre, se tossia de dia, de noite, se parou de comer, ele corria de um lado para o outro do consultório. Ela falava com ele, tentava contê-lo, tudo em vão. Ele só repetia: "Bá-bá-bá-bá..."
"Bá é água. Ele quer água."
"Ótimo, eu pego pra ele. Quais palavras ele fala?"
"Ainda não fala. Eu que fico decifrando o que ele quer."
"Hummm, entendo. Quando você chama, ele te responde? Ele olha pra você quando você fala o nome dele?"
"Olha. Olha, sim. Quer ver? Heitor! Heitor!"
E ele seguiu como se a mãe não o tivesse chamado.
Deitei Heitor na maca com carinho para examiná-lo. A mãe me ajudava. Ele ficou tranquilo apesar de manter a agitação do corpo. Chorou um pouco antes de deixar

examinar a garganta, mas não disse uma palavra. Só balbuciava sons incompreensíveis. Tentei buscar seu olhar para interagir com ele. Sem sucesso.

"O teste da orelhinha do Heitor estava normal quando ele nasceu?"

"Sim."

"E o Heitor gosta de brincar."

"Gosta."

"E do que ele gosta de brincar?"

"De carrinho. Ele adora. Ele tem um tanto."

"Você já reparou como ele brinca com os carrinhos?"

"Ele gosta mais de brincar sozinho. Ele passa horas enfileirando todos assim em linha. Acho que é porque ele vê no estacionamento, né?... Ele enfileira todos. E ainda separa por cor."

Minha cabeça já tinha desenhado o resultado daquela conversa. Heitor era muito provavelmente uma criança autista. A mãe, talvez ainda em negação, não conseguia ver com estranheza tantos sintomas.

Era nosso primeiro encontro e eu não pretendia dar uma notícia como essa a ela de qualquer maneira, numa consulta para resolver uma gripe. Perguntei tentando provocar alguma reflexão sobre o comportamento do filho:

"Seu primeiro filho falou com que idade?"

"Antes de 1 ano."

"Você nota que o desenvolvimento da linguagem dos dois está diferente?"

"Um pouco..."

Fiz alguns encaminhamentos e tentei explicar sem ir direto ao ponto. Sua negação era, para mim, um sinal de que ela não estava pronta para a notícia naquele momento.

"Quero que você busque alguns especialistas. Leve esses relatórios. Eles vão nos ajudar a fechar esse diagnóstico. Só sabendo o que está causando esse atraso pra gente poder começar a estimulá-lo da forma correta, pra ele se desenvolver com toda a sua potencialidade."

"Eu fico um pouco aflita, tento incentivá-lo a falar, mas não adianta. Por mais que eu repita, ele não fala."

"Não fique angustiada. Vamos primeiro definir o que está acontecendo pra depois, com tranquilidade, fazer o que for preciso."

Nós nos despedimos, e ela sorriu da porta.

"Dá tchau pra doutora, filho!"

Ele virou a palma da mão para si e acenou. Acenou como se desse um tchauzinho para ele mesmo. Um sinal clássico! Eu não poderia deixá-la ir embora sem ao menos explicar o que eu estava vendo. Chamei-a de volta e pedi para que fechasse a porta.

"Desculpe te atrasar. Você reparou como ele deu tchau pra mim?"

"Ele só dá tchau assim."

"Tenho uma suspeita para o diagnóstico dele."

Ela desviou o olhar.

"Todos esses sinais são sinais do transtorno do espectro autista."

"Sério?!"

"Sério. É muito importante que a gente chegue a uma definição desse diagnóstico para começar o acompanhamento correto pra ele."

Ela ficou em silêncio.

"Imagino que você esteja assustada com a notícia."

"Uma fonoaudióloga já tinha me falado, mas eu não queria acreditar."

"Eu te entendo. Há muita informação incorreta sobre essa condição. Eu só peço pra que você siga nesse caminho rumo ao diagnóstico e ao acompanhamento adequado. Imagino que você esteja num turbilhão de sentimentos, mas se eu puder te pedir uma coisa é: não se desespere. Busque apoio da sua família, busque apoio profissional. De jeito nenhum esse diagnóstico é o fim do mundo. A gente só vai precisar redirecionar o acompanhamento dele, mas vamos fazer isso juntas."

Ela respirou fundo:

"Eu estava preparada para jogar esses encaminhamentos no fundo da gaveta. Na verdade, eu sabia que alguma coisa estava estranha, só não queria enxergar."

Nós nos abraçamos e ela foi embora. Havia um caminho longo a ser percorrido pelos dois. A ausência do diagnóstico não amenizava a realidade de dificuldades e incertezas diante do comportamento do filho. Dar nome as suas angústias, saber o que o filho tinha era o primeiro passo dessa jornada.

66. Não cuido

A nossa mente está condicionada pela socialização que recebemos, e mexer nisso exige um esforço imenso. Há muitos anos eu atendia um senhor em fase final de vida. Amputação das duas pernas, AVC, pobreza. Uma dificuldade imensa. Parecia que todos os raios haviam caído no mesmo lugar.

Nenhum dos filhos nem a ex-esposa cuidava dele. Eu achava aquilo o fim do mundo. Eu pensava: *se não for por amor, que seja por humanidade! O homem está definhando.*

Lidei com aquela situação por meses e meses a fio. Um tempo depois encontrei com a ex-mulher. Sabe o que ela me disse?

"Não cuido, não vou cuidar, não peço ninguém para cuidar, não incentivo meus filhos a cuidar. Não quero nem saber notícia. Esse homem judiou de mim o quanto pôde e me largou com seis filhos pequenos pra morar com uma mulher mais nova. Eu criei todos trabalhando no tanque, lavando e carregando trouxa de roupa na cabeça por essa cidade. Fui humilhada, fui enganada, perdi minha alegria.

Agora que meus filhos estão criados, que eu tô tranquila, volta pra me dar trabalho? Manda a namoradinha dele cuidar. Por mim, pode apodrecer vivo."

Eu ouvi cada palavra de revolta dessa senhora e nunca mais questionei ao ver homens idosos abandonados por suas famílias. Eu até tento uma aproximação, mas ao menor sinal de que não querem contato, eu me afasto. Não julgo. Faço a minha obrigação, que é cuidar.

Hoje vejo uma mulher cuidando do marido que a violentou a vida toda, e por mais que eu não queira, acabo pensando que esse cuidado é um ato de humanidade, de piedade. Cada mulher vai tomar sua decisão, é fato, mas essas decisões estão longe de ser decisões livres. Estão amarradas em convenções sociais que a sociedade impõe e no medo de sermos julgadas e condenadas pelo resto da vida quando decidimos não aceitar essa missão ingrata.

67. Para que serve ser médica?

Sexta-feira. Família na estrada para curtir uma roça no fim de semana. Faltando cerca de 4 quilômetros para chegarmos ao nosso destino... acidente. Gravíssimo! Olho para trás e o que vejo é um carro destruído atrás de um caminhão. Algumas pessoas tentavam, em vão, tirar ocupantes do meio daquele amontoado de ferro retorcido.

"Para, Átila. Encosta o carro."

Calcei um par de luvas que sempre levo na maleta e corri para ver se ainda havia algo a ser feito. Pedi para o meu marido sinalizar antes da curva e pedi para os que estavam perto do carro para sinalizarem do outro lado.

Um carro enorme, desses caros, que não sei falar o nome, havia sido reduzido à metade. O motorista andava sem rumo, pedindo ajuda. Dentro, duas moças choravam de dor no banco de trás. Em meio ao ferro retorcido e aos componentes plásticos do painel, agonizava um jovem. Um jovem como eu. Como você. Negro, forte, bonito. Olhos fechados, entregue a quem quisesse ou pudesse ajudá-lo a sair dali.

"Já ligaram para o resgate?"

"Já."

"Liga de novo e coloca o aparelho aqui no meu ouvido."

Segurei a cabeça daquele menino, não sem antes pensar em sua mãe, seu pai e seus irmãos.

"Qual é o nome dele?"

"Marcos!", alguém gritou.

"Marcos, me escuta: o resgate já está chegando e nós vamos te tirar daqui. Fica calmo. Vai dar tudo certo."

Um sangramento no ouvido já tinha me desanimado bastante. Ele nem esboçava qualquer reação

"Alguém sabe me ajudar? Pega luva com o meu marido. Segura assim, pega aquilo pra mim. Canivete. Corta o cinto. Não deixe ele tombar a cabeça. Observa a respiração. Me avisa se mudar. Não mexe a cabeça da menina aí atrás. Segura a porta. A porta que tá segurando ela."

"Doutora, é do resgate."

"Alô. Na sua ambulância vem médico? Tem kit pra intubação?"

"Não."

"Olha, daqui de onde estamos não conseguimos contato com o Samu. Liga no Hospital João XXIII e pergunta se eles podem mandar resgate aéreo. Tenta contato com a coordenação do Samu em BH, anote o telefone."

Cinco minutos... Ambulância não chega.

"Marcos, se estiver ouvindo, aperta minha mão." E ele apertou. "Fica calmo. Vai dar certo. Você vai sair daqui."

Dez minutos... Chega o resgate.

"Você é médica?"

"Sou."

"Então, nos ajude. Devemos proteger a coluna dele ou é melhor tirarmos sem proteção, por causa do tempo?..."

Responda em três segundos se os bombeiros devem tirar o Marcos dali sem proteger a coluna dele pelo risco de não haver tempo suficiente ou se, sim, eles devem proteger a coluna do Marcos, mesmo demorando mais, porque, sim, ele vai aguentar esperar e vai chegar vivo até a UPA para ser estabilizado e encaminhado ao hospital de referência... Um... dois...três... Alguém me dê uma visão de raio x. Preciso saber se há uma fratura ali. Preciso saber!

E o Marcos mexeu os braços, me segurou com muita força me sujando com seu sangue.

"Quanto tempo?"

"Dois minutos."

"Protege."

"Protegida. Podemos levantar. Prancha. Um, dois, três. Inclina, segura, firma!"

Marcos dentro da ambulância. Tenta levantar sua perna direita, dobra o braço sobre o rosto.

"Sai, sai, sai. Vamos!"

Sirene, luzes vermelhas... e lá se foi o Marcos.

É bem provável que eu nunca mais o veja. E foi para isso que eu servi.

Há quinze anos, algo assustadoramente igual aconteceu com o meu irmão mais velho. Um grave acidente tirou a vida de dois de seus amigos e o levou para uma estada no CTI do hospital referência em trauma do estado de Minas Gerais. Também naquele fatídico dia, um carro com um médico passou logo em seguida e aquele colega, como um anjo, ajudou a salvar a vida do meu irmão. Ele e os socorristas do Samu fizeram minha mãe e meu pai seguirem a vida felizes e completos. Fizeram eu ter meus três irmãos vivos e sempre perto de mim. Fizeram muita gente se unir em uma corrente de positividade e amor que eu nunca mais vi se repetir.

Enfim, é para isso que serve ser médica. Para segurar a cabeça do Marcos e falar mesmo sem ele estar ouvindo:

"Calma, irmão. Vai dar tudo certo. Nós vamos conseguir tirar você daqui."

68. Hora de enxergar

23h45 – Plantão cheio. Maurício entrou no consultório e colocou a chave do carro sobre a mesa. Chave, documento e carteira.

"Boa noite, Maurício. Como posso te ajudar?"

"Doutora, a senhora me desculpe vir aqui a essa hora. Vou pouco a médico. Eu tinha plano. Só me consultava se sentia alguma coisa. Nunca usei o SUS. Não sei bem se é aqui que eu devo vir."

"Fala. Se eu não puder te ajudar aqui na urgência, pelo menos vou poder te dizer aonde ir."

E ele me contou. Nos últimos três anos havia engordado 38 quilos. Era um homem jovem. Trinta e seis anos, apenas! Queixava-se de dores articulares, dores de coluna, frequentes episódios de dores no peito, insônia, ansiedade, falta de atenção. Foi longe! Deu voltas e voltas para, no final, admitir.

"Tenho andado bem triste, meio sem rumo, sabe? Vida meio sem sentido."

"O convívio com a sua família é tranquilo?"

"Sim. Minha esposa é nota dez. Meus filhos são supertranquilos. Não consigo te falar nem o motivo pra eu estar me sentindo assim."

"Não, mesmo?"

Ele pensou alguns segundos.

"Eu tô bastante cansado, doutora. Pode ser isso?"

É intrigante enxergar a incapacidade das pessoas de olharem para si mesmas. Uma coisa absolutamente óbvia para mim era completamente invisível para ele.

Maurício estava trabalhando há três anos sem folga, sem férias, sem direito nenhum. Era motorista de um aplicativo. Saía de casa antes das 7 horas e voltava sempre tarde da noite. Não folgava porque o dinheiro nunca sobrava. Não queria tirar seus dois filhos da escola particular. O plano de saúde, ele já havia perdido quando foi demitido. A esposa também trabalhava freneticamente, e aceitava a ausência do marido por entender que aquilo era o possível no momento. Só que o "momento" já durava três anos.

Já era quase meia-noite. Examinei Maurício da cabeça aos pés. Pressão de 17 por 9. Obeso, com sinais clínicos do risco de diabetes, olheiras indescritíveis.

"Meu caro, deixa eu te fazer uma pergunta. Qual a sua profissão?"

"Sou administrador. Trabalhava em fábrica."

"Você conhece alguma máquina que trabalha três anos sem parar?"

Ele sorriu sem graça.

"Seu corpo só está parando. Nada mais. Ele está te dizendo: não consigo mais trabalhar. Quero parar. Preciso de cuidado. Preciso de descanso."

Maurício tinha os olhos marejados.

"Não posso parar, doutora. Tenho família."

"Não se trata de poder parar. É uma necessidade física. Não existe a possibilidade de você não começar a se cuidar agora. Você vai parar. Não há dúvida. Só resta saber se você vai escutar os sinais do seu corpo e parar ou se você vai seguir violentando o seu corpo até que ele pare contra a sua vontade."

Maurício era um menino. Colocou as mãos sobre o rosto para fingir que não chorava.

"Eu não tô pedindo pra você ficar em casa, deitado na cama por trinta dias. Não é isso. Eu tô pedindo pra você repensar sua vida e ver o que é possível fazer agora. Nessa crise horrorosa, a gente tá aceitando qualquer tipo de trabalho pra levar dinheiro pra casa. Eu te entendo demais, mas a gente tem que sobreviver, cara! Atravessar esse rio. Chegar vivo lá do outro lado. Você engordou quase 40 quilos! Você não tá dormindo, tá cheio de dor no corpo, pressão lá nas alturas! Glicose deve estar daquele jeito... aonde você acha que chega assim, meu velho?!"

Parecia que eu tinha tirado um piano de uma tonelada das costas daquele homem. Só por conseguir fazê-lo enxergar o óbvio. Eu só dei um nome, uma causa para o seu sofrimento. Por mais que aquilo parecesse óbvio para mim, ele me ouvia como se tudo fosse uma grande novidade!

"Olha a hora que você arrumou pra procurar um médico, bicho? O que você comeu desde que saiu de casa? Como você movimentou seu corpo nessas horas?"

"Passo o dia no carro. Eu como o que dá, na hora que dá..."

"Meu amigo, isso não tem a menor chance de dar certo. E, pra mudar isso, você tem que ter uma estratégia."

Tirei um receituário da gaveta e comecei a escrever.

"Vamos aos fatos. Número 1. Ninguém aguenta trabalhar setenta, oitenta horas por semana. Ninguém. A não ser que se drogue e que adoeça por isso. Número 2. Não dá pra alguém ganhar quase 40 quilos em três anos sem sofrer as consequências disso na sua saúde. Número 3. Sua pressão está altíssima e você tem sinais de que a glicose está indo para o mesmo caminho. Número 4. Não há a menor possibilidade de você ficar bem comendo o que dá, na hora que dá. Número 5. A família da gente precisa da gente. Do nosso tempo. Da nossa presença. Do nosso convívio. Não adianta chegar depois que todo mundo dormiu e sair antes de todo mundo acordar e achar que daqui a dez anos eles vão te reconhecer como pai e marido. Isso não existe."

Peguei o papel e entreguei pra ele.

"Esses são os fatos."

"Não sei o que fazer, doutora. Não sei nem por onde começar."

"Maurício, esse momento político é caótico. Você está doente de tanto trabalhar. Não há emprego. Se precisa reduzir a sua carga de trabalho, vai precisar cortar despesas. Matemática. E isso é muito pessoal. Cada um sabe onde é possível reduzir."

"Venho pensando na escola dos meus dois filhos. A educação pública do jeito que está. É triste, doutora. Nesses aplicativos, o que sobra pra gente é muito pouco. Uma miséria."

Peguei outra folha na gaveta.
"Posso sugerir um começo?"
"Por favor."
"Estabeleça um horário razoável para você trabalhar. Oito, nove horas por dia. Tire um dia de folga na semana. Um dia. Leve uma caixinha de isopor com a comida feita na sua casa. Leve frutas, leve água. Comece cozinhando à noite, com seus filhos. Reduza o sal da comida. Faça uma atividade física três vezes na semana. Comece por aí. Senta com a sua família e veja o que pode ser reduzido nas despesas. Ouve seu coração. Veja o que é possível. Decidam juntos."

Foram 18 minutos de conversa. Maurício saiu me agradecendo muito. Segurava os papéis como quem segura o filho recém-nascido. Levou também o encaminhamento para o controle da pressão no posto de saúde.

Esse nosso encontro ocorreu há um mês. Hoje, quando eu saía do plantão às sete da manhã, Maurício passou de carro e buzinou.

"Ei, doutora Júlia!"

Levei 3 segundos para reconhecê-lo. Estava muito diferente.

"Maurício, que consultou com a senhora mês passado!"
"Fala, cara! Prazer te encontrar."
"Prazer é todo meu, doutora. Olha minha caixinha aqui. Tô indo trabalhar."

Levantou a tampa do isopor carregado de frutas, uma marmita com salada e outra com arroz integral, frango e feijão.

"Vou agora e volto às cinco. Tô correndo e nadando. Já perdi 6 quilos. Fiz os exames, segui suas orientações e não tô nem precisando tomar remédio. A pressão tá controladinha... mas reduzi o sal e tô firme na corrida."

"Cara, você não faz ideia do tamanho da minha alegria." E sorrimos.

"A senhora também perdeu uns quilos, hein?"

"Perdi! Mas sigo comendo bem. Nada de industrializado. A novidade é que agora eu mesma estou fazendo o pão que a gente come lá em casa."

"Sério, doutora? Como você aprendeu? Quero aprender isso aí. Fazer com meus filhos."

"Menino! Coisa mais prazerosa da vida. Procura lá no YouTube: tem um canal que chama Pão da Casa. Já tô até fazendo meu próprio fermento!"

"Poxa, doutora, vou ver, sim. Muito obrigada!"

"Obrigada, Maurício! Abraço na família!"

Segui pensativa na volta para casa. Continua sendo uma tragédia o cara ser semiescravizado por uma empresa multibilionária? Continua. Continua sendo revoltante que ele não tenha direito trabalhista? Continua. Continua sendo um projeto político de morte e feito para dar errado e arrebentar com trabalhadores? Continua. Mas eu fiquei bem feliz pelo Maurício e sua família, mesmo assim. Comecei o dia sorrindo. Isso é bom.

69. A obra

"Não aguento mais essa situação", disse a pobre coitada da Arlete. Há seis anos ela vinha lutando no condomínio, na delegacia e depois na Justiça, porque a folgada da vizinha de cima fazia tanto barulho o dia inteiro e a noite quase toda que ela não conseguia mais dormir.

"Bate a tampa do vaso, anda parecendo que está marchando, bate porta, grita com os filhos. Doutora, você acredita que ela deu bolinha de gude para os filhos brincarem dentro do apartamento? Só pode ser pra me enlouquecer."

Nesse período, a pressão de dona Arlete subiu. Ela ficou ansiosa e começou até a se deprimir de tanta contrariedade.

As duas haviam comprado os imóveis. Nenhuma delas pretendia sair dali. Dona Arlete me contou que durante o dia ela saía de casa, tinha seus compromissos, mas à noite era bem pior, porque não conseguia dormir. Estava até tomando remédio por isso.

Escutei aquela história, angustiada.

"Dona Arlete, vem cá. Isso não se resolve com médico, não. Seu marido é pedreiro, não é?"

"É sim."

"Ele sabe fazer rebaixamento de teto com gesso?"

"Sabe."

"Então a senhora manda ele fazer um rebaixamento do teto com gesso no seu quarto e fala pra ele botar esse isopor aqui, ó." E mostrei o modelo na tela do computador. "Ele tem quase um palmo de espessura e precisa ficar entre o gesso e o teto."

E joguei no Google.

"Tá vendo essa borrachinha aqui?"

"A-hã."

"Isso é tipo uma borracha de porta de geladeira. Só que é pra porta do quarto. Manda ele colar lá na sua porta."

"Tá."

"Tá vendo essa fonte de água aqui?"

"Tô."

"Esse modelo tem lá na rua Paraná, no Centro de BH. Vou deixar aqui no final da sua receita o endereço."

"Tá."

"Isso faz um barulhinho de água caindo e disfarça os outros ruídos. Eu quero ver a senhora acordar com barulho de baixaria da sua vizinha."

Corta para dois meses depois. Encontro casual na porta da padaria.

"Doutora! Meu marido mandou te agradecer porque eu voltei ao normal!", e deu uma gargalhada. "Disse que se a senhora tiver alguém com problema parecido de vizinho pode indicar o serviço dele."

Pressão controlada, dormindo bem e namorando bastante! Dona Arlete me deve essa.

70. Mais um querendo atestado

"Boa tarde, Francisco. Como posso te ajudar?"

"Doutora, trabalho em um supermercado, no estoque, carregando caixas muito pesadas, subindo escada com elas. Coisa de louco. Então, de anteontem para ontem, eu trabalhei até às cinco da manhã carregando muito peso. Ontem fui trabalhar e carreguei peso, de novo. Hoje eu mal consegui sair da cama para vir aqui."

"Essa dor é nova ou é antiga, Francisco?"

"Muito antiga. Trabalho lá tem quase dez anos e sempre foi essa rotina. Eu nem costumo vir por causa disso. Normalmente eu vou num médico de coluna do plano da empresa. Já fiz ressonância lá e ele me disse que tenho hérnia de disco, mas que é muito pequena e que não é caso de cirurgia. Ele só me passa umas injeções para aliviar."

"Alivia?"

"Alivia, mas logo que eu me esforço de novo a dor volta. Ele me mandou fazer fisioterapia. Eu fiz e me ajudou demais, mas quando eu paro de fazer e me esforço no trabalho, a fisioterapia desce pelo ralo."

"Posso te examinar?"

"Pode."

"Deita na maca... Agora em pé. Pode tirar o chinelo? Tira a camisa. Olha para aquela parede. Isso. Aqui dói? Aqui?..."

Sabe, doutora? O problema é essa hérnia que eu tenho. Ela que acaba comigo. Tive um colega que foi demitido. Fico até com medo de pegar atestado porque eles não vão querer saber se eu tô com dor, né? Emprego tá muito difícil... A senhora não consegue umas injeções pra eu melhorar, não? Eu preciso trabalhar."

"Já te disseram que essas injeções têm consequências?"

"Como assim?"

"São anti-inflamatórios, corticoides. Se usados dessa forma, elas podem prejudicar a saúde dos seus rins, podem causar aumento da pressão, da glicose, prejudicar seus ossos. Elas não são solução para o seu problema."

"Mas o que eu faço com a hérnia, doutora Júlia?"

"Francisco, existem pessoas que têm hérnias maiores na coluna e não sentem dor porque não pegam peso como você pega. O problema não é o seu corpo. É o seu trabalho. Você não me disse que quando você fez fisioterapia, você sentiu muita melhora?"

"Muita!"

"Pois é. Concordo com o médico que te dá as injeções. Esse é o seu tratamento. A questão é que o seu trabalho te adoece. Nosso corpo não é uma máquina incansável que aguenta pegar peso o dia inteiro, anos a fio."

Ficamos em silêncio. Ele de cabeça baixa... eu só o observava.

"Doutora, eu não sou daqui. Acho que a senhora também não, né? Eu sou do Tocantins. Há treze anos eu vim pra essa cidade na busca de melhorar de vida."

"Melhorou?"

"Não. Foi uma grande ilusão. Meu sonho é voltar, mas não quero voltar como um fracassado. Quero conseguir alguma coisa aqui. Por isso, todo dia eu acordo com dor, tomo um comprimido e vou trabalhar. Meu pensamento é que vou conseguir alguma coisa e depois voltar pra minha terra. Isso que se vive aqui não é vida, não. Saio do trabalho tão esgotado que a única coisa que faço quando chego em casa é comer, tomar banho e dormir para sair às quatro da manhã e trabalhar mais um dia."

Há seis anos eu me formava médica e sempre que me deparava com um Francisco, do alto da minha arrogância e falta de sensibilidade, eu pensava: "Que folga desse cara! Se não tá aguentando trabalhar, por que não sai do emprego?! Eu não quero ficar dando atestado. Não estudei pra isso."

Hoje, depois de conhecer a realidade de tantos Franciscos, eu me tornei uma pessoa menos idiota. Hoje sou capaz de enxergar o que antes não enxergava, principalmente porque abri meus olhos e ouvidos para a realidade dos mais pobres. Eu saí às ruas, subi o morro. Lá, a vida é muito mais pesada. Lá se carrega o mundo nas costas. O mundo dos privilégios alheios.

71. Era uma vez um homem

Não. Melhor: primeiro eu vou falar da Sheila. A história é rápida. É sobre o dia em que o racismo e o machismo quase mataram um homem branco de raiva e remorso.

Sheila, uma mulher negra recém-separada, cuidando sozinha de um filho de 10 anos. Trabalhava em uma farmácia e lá conheceu o gerente. Os dois se aproximaram.

Conversa mole pra cá, conversa mole pra lá, depois de muitas investidas e de muitos nãos de Sheila, rolou um encontro. E outro, e outro, até que os dois transaram.

Sheila ficou mal, pois só havia transado com seu ex-marido nesta vida. Depois do ocorrido, o cara começou a desdenhar dela no trabalho e chegou às raias do assédio moral ao começar a questioná-la frequentemente sobre pequenos atrasos e coisas do tipo.

Cansada, ela decidiu deixar o cara no passado e seguir em frente. Continuou trabalhando lá, mas deletou a paixonite que vivera. Pouco tempo depois, de um jeito todo "romântico", como ela gosta de dizer, conheceu Joel. Um homem preto, todo bonitão e trabalhador, dono de uma lanchonete perto do ponto de ônibus dela. Eles trocaram telefone e começaram a conversar por mensagem. Depois de um mês, eles marcaram de sair, mas, bem no dia do encontro, Sheila descobriu que estava grávida.

Ela perdeu o chão. Ficou desesperada.

Muito verdadeira, decidiu contar tudo para o Joel. Já ele quis apenas saber:

"Você ainda tá saindo com o pai da criança?"

"Não."

"Então, eu quero na minha vida você, seu filho e esse bebê que você espera. Quero me casar com você."

Há alguns meses acompanho seu pré-natal. Joel veio a todas as consultas, mas em todas as vezes esperava que ela me autorizasse a chamá-lo para entrar no consultório. Dizia sempre: "Ela que sabe se eu posso acompanhar."

Certa vez, Sheila teve um pequeno sangramento, sem maiores problemas para o bebê. Depois disso, ela chegou na consulta rindo e pedindo para que eu confirmasse para ele que os dois poderiam voltar a ter relações sexuais, já que Joel se segurou por 30 dias para confirmar comigo se era seguro para ela e para o bebê. Confesso: ele me ganhou ali.

Ontem, Sheila pariu. Joel registrou o filho.

O dono do espermatozoide, o gerente da farmácia, ficou muito contrariado com a indiferença com que Sheila passou a tratá-lo desde que começou a sentir-se respeitada e amada por Joel. Sheila passou a não conversar mais do que o necessário com ele. Parou de chorar no trabalho, começou a se cuidar mais e voltou a sorrir.

O dono do espermatozoide chegou a perguntar o que estava acontecendo. Disse que queria fazer o DNA antes de registrar o filho, mas ela retrucou dizendo que o filho não era dele e que o pai registraria. O cara questionou, afinal, ele sabia que era o pai biológico, mas aquele era o dia da caça. Segundo fontes seguras, o cara ficou transtornado. Eu achei foi pouco.

Ela me mandou mensagem hoje contando que a sogra já havia ido ao hospital levar uma sopa que é uma tradição da família do Joel, para fortalecê-la no pós-parto.

Ela está se sentindo uma rainha. A rainha que ela é.

72. O peso de uma vida

"Doutora, eu marquei esta consulta porque tô sentindo uma dor no peito muito estranha. Já tem uns oito meses. Bem aqui, ó. Fica doendo direto. Piora bastante à noitinha. Fica me dando aquele abafamento. Nos dias em que eu tô trabalhando, ela melhora. Sou faxineira, acabo me distraindo. O serviço é pesado, então parece que a dor me esquece um pouco. Fico com muito medo de ser coração."

Era, claramente, uma dor não cardíaca, entre outros motivos porque doía havia oito meses, por longos períodos – às vezes, um dia inteiro –, melhorava com o esforço físico de um serviço pesado como o de faxineira, piorava à noite, quando ela estava mais quieta... enfim, percebi que tinha mais coisa para ela me contar, e perguntei:

"Sente mais alguma coisa além dessa dor?"

"Sinto. Dor nas pernas, nas costas, dor de cabeça... Ai doutora, tenho andando muito esquecida e com muita dificuldade pra dormir, também."

"A senhora tem chorado muito? Tem sentido muita tristeza?"

Ela levantou o olhar num susto:
"Por quê?"
Fiquei calada. Ela continuou:
"Tô recém-separada. Saí de casa há poucos dias. Meu marido me deu um prazo até o Natal pra sair. Peguei minhas coisas, aluguei um quartinho. Tô bem abalada com isso."

"A senhora saiu da sua casa?"

"Ah, doutora, no meu caso era melhor sair... estava perigoso ficar lá. Meu marido é muito nervoso."

"E como a senhora está?"

"Muito mal. Eu gosto dele. Ele me ligou perguntando se eu quero voltar. Tô pensativa..."

"Vocês viviam bem?"

"Ah... sempre foi difícil, mas eu gosto dele, né, doutora? Batalhamos juntos pra construir a nossa casa. Ele me colocou pra fora. Aluguel tá tão caro!", e esfregou o rosto, disfarçando o choro. "Não aguento trabalhar como antes. Já tenho 60 anos. Eu dava faxina todo dia. Trabalhava mais em casas aqui perto mesmo, porque ele não deixava eu chegar depois das sete. Então, se eu me atrasasse, ele trancava a porta. Eu dormia na garagem da minha própria casa. Sem banho, sem nada. Ele fazia isso com as minhas filhas também. Aí eu via elas lá fora e acabava não dormindo em casa para ficar com elas. Ultimamente, ele trancava o quarto e dormia lá."

"Ele agride a senhora?"

"Agora, pouco."

"E antes?"

"Muito. Eu e minhas filhas. E me traiu. Recentemente descobri várias traições."

"E a senhora pensa em voltar?"

"Não sei. Ele já falou que ia mudar tantas vezes... Eu gosto dele."

Ficamos em silêncio, digerindo aquilo por alguns segundos. Respirei fundo... e falei:

"Deixa eu te contar uma história: uma mulher conhecida minha, que trabalhou muito a vida toda pra criar suas filhas, construir sua casinha, cuidando de tudo, inclusive do marido, depois de tanta luta, com 60 anos, foi expulsa de casa por ele! Depois de tanta dedicação, o que você acha que ela merecia?"

"Paz em casa."

"Pois é. Você acredita que ela trabalhava o dia todo, pegava ônibus cansada e, se o ônibus atrasasse, o marido dela não deixava ela nem dormir dentro de casa?! Batia nela, nas filhas, traía ela com outras mulheres. Quando ela completou 60 anos, ele a colocou pra fora de casa. Mesmo ela passando a maior dificuldade pra conseguir pagar o aluguel, tendo que depender das filhas pra fazer compra no supermercado... com dificuldade de arrumar trabalho, sentindo muitas dores no corpo... ele não teve dó. Não quis nem saber. Simplesmente, deu um prazo pra ela sair e levar suas coisas. E ela tinha muita dificuldade de aceitar, pois gostava dele."

Quando eu terminei de falar, ela tava chorando. Era tão intenso que ela chegava a soluçar.

"Você já pensou em se matar?"

"Já. Às vezes, eu penso."

"Você consegue dar um nome pra tudo isso que você tá sentindo? Essas dores, a insônia, o esquecimento, o choro, a tristeza?

"Depressão? Eu não quero ter esse negócio de depressão, não, doutora."

Pedi alguns exames, propus iniciar medicação, encaminhei à psicóloga, marquei retorno em um mês. Ela chamou aquele sofrimento todo de depressão. Foi ela quem deu esse nome. Na minha cabeça, ficou a ideia de que eu estava medicando a vítima. Alguém que adoeceu fragilizada por uma sociedade machista, na qual um homem se sente autorizado a massacrar uma mulher por quarenta anos e depois desprezá-la como se ela fosse um saco de lixo. Uma sociedade que ensina mulheres que isso é amor, que as educa a retribuir isso com afeto e ainda faz com que se sintam culpadas.

A gente trata machismo com antidepressivo como se isso resolvesse alguma coisa.

73. Um coração perdido. Um coração de avó

Encontrei Helena andando com cara de dúvida pela unidade. Eu estava voltando do almoço com meus aparelhos na mão, estetoscópio no pescoço, equilibrando um livro de 2 mil páginas e uma pasta de exames laboratoriais, quando a ouvi balbuciar:

"Mas onde é isso?"

"Alguma dúvida?"

"Tô passando mal. Preciso de médico."

"Qual é a equipe da senhora?"

"Não sei. Nunca vim aqui."

"Tem de olhar pelo endereço. Qual é o nome da rua da senhora?"

Ela não respondeu.

"Venha. Vou te apresentar uma pessoa que vai te orientar."

Levei Helena até o "Posso ajudar" e disse que ela estava se sentindo mal e que precisava saber qual era a sua equipe para ser incluída na demanda livre da tarde.

Fui para o consultório, organizei minhas coisas, liguei o ar-condicionado, posicionei a maca, a luz, a balança, a garrafinha de água em cima da mesa, o celular no silencioso, um lanchinho para aguentar até a noite... O ritual de sempre.

Abri o computador e eis que lá está ela. Dona Helena era minha paciente. Na aba de informações constava "Em situação de rua". Meu primeiro pensamento... *Caramba! Uma senhora!* Olhei a idade. Mais nova que a minha mãe, mas parecia ser vinte anos mais velha.

Abri a porta e chamei: "Dona Helena Santos."

Ela entrou e em segundos o consultório já tinha um cheiro forte de urina. Andava devagar, pernas inchadas e, ao sentar, estava cansada.

"Estou há quase um mês assim, doutora. Fiquei internada por vinte dias. Disseram que era pneumonia, mas eu não melhorei nada com os remédios. Saí do hospital do mesmo jeito que entrei."

"Quais remédios você tomou?"

"Um tanto de antibióticos!"

"E o que a senhora está sentindo agora?"

"Cansaço no peito. Não consigo mais ficar deitada. Tô dormindo sentada."

"A senhora tem algum problema de saúde? Toma remédio todo dia?"

"Pressão. Tomo esses dois aqui."

"Fuma? Bebe?"

"Não."

"Senta aqui, dona Helena. Deixa eu examinar a senhora."

Pulmões encharcados, pernas inchadas. Pressão de 27 por 15. Não conseguia sequer ficar deitada para que eu examinasse a barriga. Era uma insuficiência cardíaca descompensada e ela precisaria ser internada de novo. Edema pulmonar! Água nos pulmões. Grave!

Levamos dona Helena rapidamente para a sala de procedimentos. Conseguimos pegar uma veia e fazer a primeira dose de diurético ali mesmo. Oferecemos oxigênio para que ela ficasse um pouco mais confortável e iniciamos medicação para reduzir a pressão arterial.

Chamei a ambulância e em quarenta minutos o transporte estava lá. Dona Helena se levantou com dificuldade e falou, surpreendendo a todos:

"Ah, eu não vou não! Meu neto precisa de mim. Tenho que cuidar das minhas coisinhas, doutora. Meu neto não vai saber onde eu estou. Ele me adora. Precisa de mim."

"Dona Helena, a senhora está com água no pulmão! Sua pressão estava 27 por 15 quando a senhora chegou. Tá com falta de ar! Isso é um perigo. A senhora pode morrer na rua!"

Nessa hora ela não conseguiu se controlar e urinou por toda roupa. Começou a chorar.

"Não se preocupa com isso, dona Helena. Vou pedir a moça pra limpar aqui pra gente. Mais importante é a senhora se cuidar agora. A senhora precisa ir rapidamente para o hospital."

"Eu vou... Não quero morrer."

E assim seguiu até a ambulância, levada de cadeira de rodas.

Chegando na calçada, em frente à unidade, dona Helena olhou para mim com olhar de quem pede socorro.

"Não quero ir, minha filha. Fiquei vinte dias lá. Fui furada mil vezes. Não aguento mais injeção. Eu vou embora cuidar das minhas coisinhas." E levantou-se.

"Dona Helena, por favor! Repense. A senhora pode morrer. Eu entendo que esteja sem esperança porque ficou lá por vinte dias e não melhorou, mas é que estavam fazendo tratamento para pneumonia quando o que a senhora tem, na verdade, é o coração fraco. O problema está no coração. Dessa vez, escrevi no seu encaminhamento qual é o seu problema. Vai dar certo."

Ela enxugou os olhos, tirou um papel da bolsa com um telefone e me entregou.

"Acha meu neto. Ele só tem 11 anos. Liga nesse número. É da banca onde a gente dorme. O nome dele é José. Pede pra avisar que a vovó volta logo."

"Vou ligar agora. Fica bem."

Sentei na calçada olhando aquele papel. Chorei.

Dona Helena Santos, 63 anos, em situação de rua, iletrada, trabalhou a vida toda como doméstica, sem carteira assinada. O que mais os ricos deste país querem tirar dela?

74. Cinquenta anos de atraso

Primeiro encontro:
No consultório, os pais com seus 70 anos, aproximadamente, e a filha de uns 40 e poucos, cuidadora de ambos. Era uma consulta de rotina. A mãe, saudável. O pai, hipertenso e diabético, muito bem cuidado, por sinal, pela filha, que parou de trabalhar para poder se dedicar aos dois integralmente.

"Mas seus pais estão bem, são independentes. Por que você decidiu ficar por conta deles?"

"Ai, doutora Júlia... um dia eu te conto."

Segundo encontro:
Mãe e filha.

"Doutora, você pode separar essas medicações em duas receitas, por favor? Consegui em duas farmácias diferentes."

"Claro. E como estão as coisas em casa?"

"Ai, doutora, difícil. Meu pai é difícil demais! Pirracento, briguento, faz muita bagunça. Eu lavo roupa dele todo dia. Ele bagunça a casa toda... nossa, uma confusão."

"Ele é ruim, doutora", completou dona Sílvia. "Mau mesmo. Na família inteira, ninguém gosta dele. Justamente pelas coisas que ele já fez comigo e com meus filhos."

Fiz a receita e, como naquele dia eu não teria tempo para escutar as histórias que elas tinham para contar, marquei para que voltassem.

Terceiro encontro:

Mãe e filha. Enfim teríamos tempo para conversar com calma. E dona Sílvia queria falar.

"Ele é mau doutora, mau. Índole ruim. Já apanhei muito a vida toda. Agora ele não me bate mais porque meus filhos cresceram e me defendem. E também porque ele não dá conta. Ele tem ciúme de mim com meus sobrinhos, com os filhos das minhas amigas, com todo mundo. Antes, quando eu saía para entregar encomendas do meu trabalho e deixava a casa toda arrumada, ele chegava e jogava tudo no chão. Quebrava a casa toda, tirava tudo dos armários, bagunçava as camas, colocava minhas coisas de cozinha na lixeira da rua para os vizinhos pegarem."

Ficava cada vez mais claro que aquele não era simplesmente um caso de um marido ciumento.

"Doutora, todo dia eu lavo toda a roupa de cama dele. Ele faz cocô em cima da cama", revelou Marlene, sua filha e cuidadora.

"Ele usa fralda?"

"Não. Ele faz porque quer. Mesmo quando ele usa o banheiro, ele faz no vaso, no chão, no box, no tapetinho... Faz como uma afronta! É ruindade."

Ali não sobravam mais dúvidas. Ficou claro que aquele homem estava doente. Ou alguém conhece outro senhor de 70 anos que faz cocô na cama e dentro do box do banheiro para afrontar a filha?

"Então, gente... eu não estou achando que isso seja ruindade, não. Vocês conhecem alguém que faz coisas parecidas?"

"Ninguém!"

"Vocês nunca pensaram que ele pode ser portador de um transtorno mental grave e que isso inclusive gere sofrimento pra ele mesmo?"

Olhavam pra mim como quem acha graça.

"Tô falando sério. Se vocês me autorizarem, vou discutir o caso dele com o psiquiatra e é provável que ele vá indicar um tratamento que amenize o comportamento dele e torne a vida de vocês um pouco mais fácil."

Quarto encontro:

Eu havia discutido o caso com o psiquiatra da nossa rede. Sílvia e Marlene esperavam ansiosas pelas orientações. Receita entregue, orientações feitas.

"Não posso prometer milagres. Seria irresponsável eu dizer que esses comprimidos vão transformá-lo em outra pessoa. O que eu espero é que o comportamento dele se torne um pouco mais adequado e que o cuidado se torne menos complicado... boa sorte pra nós!"

Saíram segurando a receita e os comprimidos com cuidado. Carregavam esperança de dias melhores! Que loucura é esta vida. Pedi notícias assim que possível, e elas vieram.

Quinto encontro:
Marlene e Sílvia chegaram aliviadas.

"Doutora, eu já perdi as contas de quantas vezes eu contei essa história para outros profissionais. Você foi a única pessoa que realmente quis ouvir."

"A família toda mandou te agradecer. Meus irmãos voltaram a frequentar a nossa casa! Minha mãe já sai de casa sem preocupação. Nossas noites de sono são tranquilas. Meu trabalho com a limpeza da casa reduziu 90%."

"O comportamento dele melhorou uns 70%. Continua chato, né, doutora? Mas remédio pra chatice acho que ainda não inventaram!", e deu uma gargalhada. "Se já existisse, a senhora ia ter uma fila de esposas dobrando o quarteirão"

Demos uma gargalhada!

A sensação de ter feito a diferença na vida desse paciente e da sua família é uma das melhores que já senti.

Agradecimentos

Há muitas pessoas cujo nome eu deveria escrever aqui. Dona Raimunda talvez seja o encontro de todas elas. Uma brasileira do interior de Minas Gerais que me ensinou coisas muito lindas. Trabalhamos juntas. Eu, recém-formada. Ela, quase aposentando. Vi o mesmo capricho, o mesmo esmero, a mesma paciência e o mesmo amor empenhados em seu trabalho dia após dia. Dedicava-se religiosamente àquela missão de tornar a vida do outro menos difícil, a dor menos aguda, a tristeza menos tristeza. Raimunda e eu nos perdemos no tempo das incontáveis tarefas, das agendas cheias e dos compromissos. Ela no interior de Minas e eu sem porto. Cada dia em um lugar.

Tenho imensa gratidão a todas as pessoas com quem estive durante essa jornada e que, como ela, me ensinaram a ser a médica que sou hoje. Cuidado em saúde é algo impossível de se fazer só. Através de minha admiração por dona Raimunda, estendo meus agradecimentos a todas as pessoas que me ensinaram, me acolheram, me permitiram saber de suas histórias. A todas as mulheres e todos os homens incríveis com quem tive o prazer de trabalhar nas equipes por onde passei. Agentes comunitários de saúde, auxiliares administrativos, porteiros, técnicas de enfermagem, assistentes sociais, enfermeiras, fisioterapeutas, fonoaudiólogas, terapeutas ocupacionais, psicólogas, nutricionistas, educadores físicos, médicas, gestores. Incansáveis na arte e na luta que é cuidar. Minha mais profunda gratidão.

Seria impossível percorrer esta estrada sem o apoio incondicional da minha família e das minhas amigas. Foram todos como flores a enfeitar o caminho. Que bom é ser essa ponte de amor. Receber e poder espalhar pelo mundo essas sementes de bem querer e de esperança.

Aos meus irmãos e minhas irmãs de fé, com quem aprendi outros sentidos e significados para a palavra "cura". Aos meus músicos, que me permitiram ser a cantora que também é médica. Ao samba e à música popular brasileira por serem meu refúgio.

De modo especial, agradeço ao meu amor, meu companheiro de vida, Átila, e minha filha e companheirinha amada, Gabriela. Eles são minha razão de seguir.

*O texto deste livro foi composto em Minion,
desenho tipográfico de Robert Slimbach para
Adobe Systems de 1990, em corpo 12/16.
Para títulos e destaques, foi utilizada a tipografia
Neutra Text, desenhada por Christian Schwartz em 2002.*

*A impressão se deu sobre papel off-white
pelo Sistema Cameron da Divisão Gráfica
da Distribuidora Record.*